Kriya-Yoga

Pfad des Lichts

Kriya-Yoga
Pfad des Lichts

Roy Eugene Davis

Titel der amerikanischen Originalausgabe:
„The Path of Light“
von Roy Eugene Davis
CSA Press 1998

Übersetzung: Harald und Marlies Reiske

Deutsche Erstausgabe 2000
Harald und Marlies Reiske
Görlitzer Str. 14
D-94036 Passau

ISBN: 3-8311-1154-5
Herstellung: Libri Books on Demand

Lies wenig.
Meditiere mehr.
Denke allzeit an Gott.

Paramahansa Yogananda

Kriya-Yoga

Schon vor Jahrhunderten wurden von erleuchteten Lehrern Mittel und Wege gelehrt, mit denen man die Ziele und den Sinn des Lebens verwirklichen kann. Mit diesem Buch setzt sich die Vermittlung dieses hilfreichen Wissens fort.

Kriyas sind „Handlungen", die man ausführt, um geistige und körperliche Bedingungen, die unser Bewusstsein trüben und begrenzen, zu schwächen und zu beseitigen. Die Beseitigung dieser Hindernisse gewährt uns *Yoga* – die Rückkehr unseres Bewusstseins zu seinem wahren Ursprung, dem natürlichen Zustand der EINHEIT und Vollkommenheit des HÖCHSTEN BEWUSSTSEINS.

Das Buch hat den Untertitel *„Pfad des Lichts"*, weil das sorgfältige Üben der Kriya-Yoga-Methoden den Geist klärt, die Gesundheit fördert, uns für die Gnade öffnet und so das spirituelle Erwachen beschleunigt. Die Prinzipien und Übungen basieren auf natürlichen Gesetzmäßigkeiten und können von jedem Menschen erlernt und zur Verwirklichung seiner Seelenbestimmung angewandt werden.

Vorwort

In diesem Buch erkläre ich die philosophischen Grundlagen und Richtlinien zur SELBST- und GOTTES-Verwirklichung, die seit Jahrtausenden von erleuchteten Heiligen und Weisen gelehrt werden. Damit die Thematik besser verstanden wird, empfehle ich, den Text zuerst ganz, einschließlich der Worterklärungen, durchzulesen. Beginnen Sie dann noch einmal von vorne, und lesen Sie das Buch nun langsam Satz für Satz. Wenden Sie die empfohlenen Richtlinien und Übungen so an, wie sie Ihren persönlichen Bedürfnissen entsprechen. Sie werden feststellen, dass sorgfältiges, getreues Üben Ihre gesamte Lebensqualität verbessert, und dazu führt, dass Ihr Geist klar wird und zur Befreiung Ihres Bewusstseins beiträgt.

Teil II des Buches besteht aus den *„Yoga-Sutren des Patanjali"*, die vor vielen hundert Jahren in Indien geschrieben wurden. Sie sind eine bedeutsame Abhandlung über höhere Bewusstseinszustände und spirituelle Übungen.

Teil III ist eine Einführung in die innere Bedeutung der *„Bhagavad Gita"*, entnommen meinem Werk *„The Eternal Way. The Inner Meaning of the Bhagavad Gita."*

Ich empfehle allen Kriya-Yoga-Praktizierenden in diesen beiden Quellen zu lesen, damit sie sich die wesentlichen und grundlegenden Kenntnisse aneignen und zu spirituellen Übungen inspiriert werden.

Teil IV beinhaltet Informationen über die Lehrer der Kriya-Yoga-Tradition und die Verbreitung der Lehre.

Zum ersten Mal traf ich Paramahansa Yogananda an einem frühen Abend, Ende Dezember 1949, eine Stunde nach meiner Ankunft in der Internationalen Zentrale der Gemeinschaft der Selbstverwirklichung (Self Realization Fellowship) in Los Angeles/Kalifornien. Ruhig, höflich und auf eine gewisse Weise reserviert, hieß er mich mit freundlicher Zuneigung willkommen und segnete mich.

Nach zwei Jahren des Studierens, des Lernens und der intensiven spirituellen Praxis als sein Schüler, wurde ich von Yogananda ordiniert und beauftragt, die Erleuchtungstradition des Kriya-Yoga zu repräsentieren. Als ich vor ihm niederkniete, legte mein Guru seine Hände auf meinen Kopf. Ich spüre noch heute seine Berührung und höre seine klare, feste Stimme: „Roy, ich ordiniere und weihe dich zu einem Priester Gottes. Lehre, wie ich gelehrt habe. Heile, wie ich geheilt habe. Weihe aufrichtige Gottsucher in Kriya-Yoga ein."

Mit diesem Buch erfülle ich eine meiner spirituellen Pflichten. Aus tiefem Herzen wünsche ich Ihnen die Erfahrung des in Ihnen wohnenden göttlichen GEISTES und die Inspiration zu richtigem Handeln für eine schnelle Entwicklung zu Ihrem höchsten Wohlergehen.

Roy Eugene Davis

Lakemont, Georgia
1. August 1998

Inhaltsverzeichnis

Teil 1

Kriya-Yoga
Pfad des Lichts

KAPITEL 1

Grundlagen der Lehre

„Kriyas" sind gezielte „Handlungen", die wir durchführen, um geistige und körperliche Begrenzungen zu beseitigen, die den freien Ausdruck unseres Bewusstseins behindern. Wenn wir diese behindernden Umstände beseitigen, führt dies zu *„Yoga"* – der Wiederherstellung unseres Bewusstseins in den ursprünglichen natürlichen Zustand der Ganzheit und Einheit. Unter spontanen Kriyas versteht man Geschehnisse mit bewusstseinsverwandelnder Wirkung, die auftreten, wenn Seelenkräfte erwachen und ungehindert zu zirkulieren beginnen.

Durch das Ausüben von Kriya-Yoga wird unser Geist und Ego geläutert, unser Bewusstsein geklärt und lässt uns für die belebenden und fördernden Einflüsse der Schöpfung offen werden. Kriya-Yoga macht uns für den Strom der Gnade empfänglich und beschleunigt das spirituelle Erwachen bis zur Erleuchtung unseres Bewusstseins, weshalb ich dies den *„Pfad des Lichts"* nenne. Die philosophischen Prinzipien, auf denen diese Lehren und Übungen gründen, sind mit natürlichen Gesetzmäßigkeiten in Übereinstimmung. Sie können von jedem entdeckt und bestätigt werden, sie sind zeitlos und universal.

Das höchste und vollkommenste Wissen, das wir erreichen können, ist die klare Erkenntnis Gottes, die sich von innen, aus dem tiefsten Grunde unseres Seins heraus, entfaltet. Wenn wir tatsächlich Gotteserkenntnis erfahren und in diesem verwirklichten Zustand verweilen können, geschieht rapides Erwachen spontan – bis zu den letzten und höchsten Stufen spiritueller Entwicklung.

Wahrheitssucher, die auf dem Pfad neu sind, aber auch manche Fortgeschrittene, mögen vielleicht glauben, dass viele Jahre voller Anstrengung notwendig sind, bevor sie zu SELBST-Erkenntnis und GOTT-Verwirklichung erwachen können. Sicher wird für einige Wahrheitssucher eine Zeit weiteren Studiums notwendig sein, um sich selbst und ihre Beziehung zum Unendlichen besser verstehen zu können. Ebenso werden regelmäßige spirituelle Übungen empfohlen, um die intuitiven Fähigkeiten zu erwecken. Man darf auch nicht vergessen, dass eine gewisse persönliche Disziplin notwendig ist, damit man eine innere Umwandlung erfahren kann, die uns zu einem neuen spirituellen Verständnis und zu emotionaler Stabilität führt.

Für andere jedoch, deren Wahrnehmung bereits weiter entwickelt ist, mag es genügen eine veränderte Sicht der Dinge anzunehmen, damit ein klares Verständnis ihrer wahren Natur und der Wirklichkeit Gottes erwachen kann. Ob Anfänger oder Fortgeschrittener auf dem Pfad, für alle, die nach Erleuchtung des Bewusstseins streben, ist es hilfreich sich aufrichtig nach geistigem Erwachen zu sehnen und die unerschütterliche Überzeugung beizubehalten, dass dies möglich ist.

Keine Macht der Welt kann unser spirituelles Wachstum verhindern. Der erlösende Einfluss göttlicher Gnade ist nicht auf bestimmte Menschen begrenzt, und wird auch nicht vor gewissen Menschen zurückgehalten. Die Auswirkungen unserer vergangenen Taten (*Karma*), die unsere persönlichen Angelegenheiten beeinflussen, beziehen sich nur auf weltliche Umstände, nicht auf unsere Seelenbestimmung. Tatsächlich *erzeugt* ein sinnvolles und sorgfältiges Üben kein spirituelles Wachstum – sinnvolle Handlungen *entfernen* geistige und physische Begrenzungen, die unseren Geist verdunkeln. Somit führen unsere Übungen und Handlungen zu einem natürlichen Erwachen und zur Entfaltung des Seelenbewusstseins.

Spirituelles Wachstum erfolgt immer gemäß unserer Empfänglichkeit und Offenheit für die uns innewohnende Tendenz zu spirituellem

Wachstum. Es ist auch wichtig, was wir tun, um unsere begrenzenden Einflüsse aufzulösen. Ebenso kommt es auf die Fähigkeit an, genau zwischen Wahrheit und Irrtum zu unterscheiden, zu erkennen, was wahr ist und was nicht.

Wir neigen gewohnheitsmäßig dazu, uns mit dem zu beschäftigen, was wir außerordentlich wichtig finden, und identifizieren deshalb unser Bewusstsein damit. Es ist somit relativ leicht zu erkennen, was uns am meisten am Herzen liegt. Warum beschäftigen wir uns mit Dingen, von denen wir eigentlich wünschen, wir könnten sie vermeiden, oder die wir am liebsten aus unserem Leben entfernen würden? Wenn wir den aufrichtigen Wunsch nach der Verwirklichung unseres spirituellen Potenzials haben, dürfen nur förderliche und aufbauende Gedanken in unserem Bewusstsein vorherrschen, und ebenso sollten wir nur förderliche persönliche Beziehungen akzeptieren. Halten wir eine gesunde Lebensweise aufrecht und lassen wir unsere Entscheidungen von sinnvoller Absicht getragen sein! Ebenso sollten wir Zeiten für regelmäßiges und kontemplatives Gebet und für tiefe Meditation in unser tägliches Leben mit einschließen.

Unsere gegenwärtigen Bewusstseinszustände, Stimmungen, Denkweisen, Verhaltensweisen, Beziehungen und Lebensumstände sind allein das Ergebnis unserer Wahl, die wir einmal getroffen haben. Diese mag bewusst gewollt oder von uns zugelassen worden sein, oder sie mag von unterbewussten Neigungen beeinflusst worden sein. Wir müssen lernen, deutlich den Unterschied zu erkennen, zwischen uns als einem geistigen Wesen und den ungeordneten und begrenzten Denkweisen des gewöhnlichen menschlichen Bewusstseinszustandes. Dann können wir den unterschwelligen Neigungen und zerstörerischen Gewohnheiten widerstehen, die unsere Umstände bestimmen. Psychologische Gesundheit und emotionale Reife können wir in unser Leben bringen, indem wir die persönliche Verantwortung übernehmen, welche Wahl wir treffen und welche Handlungen wir ausführen. Diese Voraussetzungen sind für unser Wohlergehen und unser spirituelles Wachstum unbedingt notwendig.

Durch rationales Denken, sinnvolles Handeln und Kultivieren der innewohnenden Seelenqualitäten werden die problemverursachenden Konditionierungen in unserem Unterbewusstsein begrenzt, geschwächt und schließlich aufgelöst. Dann kann sich unser Bewusstsein durch unseren Geist und Körper leichter ausdrücken, und wir werden fähig zu erkennen, dass wir spirituelle Wesen sind, die nur eine menschliche Rolle in der materiellen Welt spielen. Unsere intellektuellen Fähigkeiten werden zunehmen, Kräfte der Intuition werden sich offenbaren und unser Gefühl des Getrenntseins von Gott (das Gefühl des Ego) wird sich auflösen. Unser Kosmisches Bewusstsein wird wachsen, und dadurch werden wir das höchste und beste Wissen begreifen: dass alle Seelen und alle Dinge in Gottes Vollkommenheit weilen.

Die *Wahrheit*, die wir klar verstehen und vollständig verwirklichen müssen – nicht nur passiv anerkennen oder daran glauben – ist, dass nur EINE Wirklichkeit existiert. Das ABSOLUTE, der transzendentale Aspekt des BEWUSSTSEINS, ist ohne Attribute und Eigenschaften. Für jemanden, der mit Geist und Gemüt identifiziert ist, ist es unbegreiflich, dass der Bereich des SEINS dann erfahrbar ist, wenn das Seelengewahrsein nicht mehr durch den Geist begrenzt ist. Jener Aspekt des BEWUSSTSEINS (Gott, die Überseele), der sich direkt in die Manifestation einbringt und mit der Erhaltung und Auflösung verbunden ist, hat Attribute und Eigenschaften, die eine manifestierende Wirkung möglich machen. Gott erschafft die Welten durch das Ausströmen und Zusammenwirken von kosmischen Kräften. Da sich das Universum innerhalb der allgegenwärtigen Seins-Wirklichkeit Gottes befindet, durchdringt und belebt seine Gegenwart das Universum und steuert seine Vorgänge.

Seelen – als individualisierte Ausdrucksformen Gottes – besitzen alle Attribute und Eigenschaften Gottes; und weil Seelen nichts anderes als Gott sind, können sie weder eine gesonderte Existenz haben, noch können sie jemals von Gott getrennt sein. Das Wort, das man verwendet, um das wahre Wesen oder das wirkliche Sein der Seele zu beschreiben, ist das SELBST – was aber nicht mit einem egozentrischen, illusionären Gefühl einer Ich-bezogenen Persönlichkeit verwechselt werden darf. Das SELBST ist – genau wie Gott – nicht sichtbar, nur seine Einflüsse sind in der äußeren Welt erkennbar. Die richtige Auffassung von unserem SELBST und die Erfahrung unseres wahren Wesens bedeutet „SELBST-Verwirklichung". Eine genaue Wahrnehmung von Gott und die Erfahrung seiner Gegenwart bedeutet „GOTT-Verwirklichung". SELBST-Verwirklichung kann erreicht werden, indem wir über die wahre Natur des SELBST kontemplieren. Sie kann auch durch Meditation erreicht werden, indem wir so lange meditieren, bis sich unser Bewusstsein von der Verwicklung mit den Sinnen und dem Geist befreit hat. Auch kann man durch einen Akt der Gnade – ein plötzliches Erwachen der Seele zu einem transzendenten Zustand des Gewahrseins – SELBST-Verwirklichung erlangen.

Im tiefsten Inneren unseres Seins sind wir bereits SELBST-bewusst und besitzen vollständiges Wissen über Gott und die kosmischen Vorgänge. Wenn unser gewöhnliches Bewusstsein geklärt ist, wird sich dieses Wissen darin widerspiegeln. Dann wird auch im Alltag unsere Erleuchtung andauern.

Erleuchtung ist die klare Erkenntnis der Gesamtheit des BEWUSSTSEINS. Ein momentanes, teilweises Erleuchtungserlebnis, auch wenn es uns vielleicht motiviert und vorwärts bringt, ist nicht befreiend. Erst wenn die Erleuchtung anhält, sind wir von Täuschungen (irrtümliche Auffassungen oder Ideen) und Illusionen (irrtümliche Wahrnehmungen) absolut frei.

Seelen inkarnieren in diese Welt aus verschiedenen Gründen. Einige verwickeln sich unbewusst mit den Vorgängen der Schöpfung. Andere inkarnieren aus Interesse, Neugier oder wegen bestimmter Wünsche, oder weil die Bedingungen auf dieser Welt mit ihrer eigenen geistigen Bewusstseinsebene übereinstimmen. Ungeachtet der Ursachen für eine physische Geburt, sollte es in unserem Leben das vordringlichste Ziel sein, all die Probleme zu lösen, die unsere früheren unerleuchteten Gedanken oder Handlungen verursacht haben, und möglichst schnell spirituelles Wachstum bis zum Stadium der SELBST- und GOTTES-Verwirklichung zu erreichen.

Vier Voraussetzungen helfen uns ein sinnvolles und erfolgreiches Leben zu führen und unsere spirituelle Bestimmung in dieser Inkarnation zu erfüllen:

- Erkenne, dass du am richtigen Platz im Universum bist. Tue stets das Beste für dein und das Wohlergehen anderer und lebe stets in Harmonie mit den Gesetzen der Schöpfung und den Vorgängen der Evolution.
- Erwirb dir Wissen und Können, das ein erfolgreiches Leben und die Erfüllung deiner sinnvollen Wünsche ermöglicht.
- Öffne dich dem Wohlstand. Wahrer Wohlstand ist ein beständiger Zufluss von Mitteln zum richtigen Zeitpunkt. Ebenso zeigt er sich durch günstige Ereignisse, Umstände und Beziehungen, die deinem Leben dienlich und förderlich sind und dir helfen deine Bedürfnisse zu stillen.
- Bemühe dich um authentisches spirituelles Wachstum, das mit der Befreiung des Bewusstseins in der SELBST- und GOTT-Verwirklichung seinen Gipfelpunkt erreicht.

Jeder Mensch, der fähig ist logisch zu denken, hat die Freiheit seinen Lebensweg zu wählen. Ein Kurs der Unsicherheit, Unbedachtsamkeit oder des ziellosen Handelns endet meist in Verwirrung, Unglück und Verzweiflung. Ein zielbewusster Weg, begleitet von sinnvollem Handeln, wird zu geistiger Klarheit, zu dauerhaftem Glück und zu schneller Entfaltung der Seelenqualitäten führen und auch Fähigkeiten der intuitiven Wahrnehmung mit sich bringen. Mein Guru sagte oft, dass richtiges, konzentriertes Üben von Kriya-Yoga die spirituelle Evolution beschleunigt und den Gottsucher befähigt, bereits in einem Lebenszyklus vollkommene SELBST- und GOTT-Verwirklichung zu erreichen, was sonst möglicherweise mehrere Inkarnationen dauern würde.

Beherzige folgende Ratschläge, damit du Kriya-Yoga nutzbringend und erfolgreich praktizieren kannst:

- Halte dich an einen gesunden, sinnvollen, zielbewussten Lebensstil.
- Pflege sorgfältig deine spirituellen Übungen, die dein SELBST-Gewahrsein wachsen und inneres Wissen erwecken und entfalten lassen.
- Lasse dich von einem erfahrenen Lehrer dieser Tradition, der diese Prinzipien lebt, in fortgeschrittene Meditationstechniken einweihen und in philosophischen und praktischen Angelegenheiten anleiten und beraten.
- Sei fest entschlossen ein guter Wahrheitsschüler zu sein. Ein Schüler (ein Lernender) sollte das Gelernte gewissenhaft anwenden, um geistige und körperliche Zustände, die sein Bewusstsein begrenzen oder einschränken, zu überwinden. Steigere dein Seelengewahrsein und öffne dich für die Gnade. Kläre dein Ego (das illusorische Gefühl einer Eigenidentität), damit du die vollkommene Wirklichkeit Gottes erfassen und verwirklichen kannst.
- Meditiere regelmäßig, um allumfassendes Wohlergehen zu fördern und um beständiges Überbewusstsein (*Samadhi*) zu erfahren.

Wegen ihrer Wichtigkeit wird auf die grundlegenden Prinzipien in den folgenden Kapiteln noch näher eingegangen.

Der wahre Zweck des Geborenwerdens in diese Welt
ist ganz anders als die meisten Leute meinen.
Leben hat einen grundsätzlichen Sinn.
Um es zu begreifen, müssen wir verstehen,
woher Leben kommt und wohin es geht.
Wir müssen sein höchstes Entwicklungspotenzial erkennen
und hinter unsere momentanen Ziele auf das schauen,
was letztendlich unser höchstes Ziel ist.

Paramahansa Yogananda

KAPITEL 2

Richtlinien zur Lebensführung

Nur weil allen Schülern auf dem Pfad des Lichts geraten wird zu meditieren, glauben manche Fortgeschrittene irrtümlicherweise, dass damit bereits alles getan ist. Damit Kriya-Yoga beste Ergebnisse hervorbringt, müssen wir jedoch auf *all* unser Tun achten, um die vier Ziele des Lebens, die im ersten Kapitel beschrieben wurden, zu erreichen:

1. Lebe in harmonischem Einklang mit dem Universum, und lebe mit sinnvoll gesteckten Zielen.
2. Eigne dir Wissen und Fähigkeiten an, die es dir ermöglichen lebensverbessernde Wünsche mühelos zu erfüllen.
3. Lass dich in deinem Leben auf allen Ebenen vom beständigen Fluss des Wohlergehens tragen.
4. Erfahre fortschreitendes, authentisches, echtes spirituelles Wachstum, das in der SELBST- und GOTTES-Verwirklichung, sowie in der Befreiung des Bewusstseins gipfelt.

Was ist von dir gefordert, wenn du aufrichtig nach einem sinnvollen Leben strebst und wirklich die Erfüllung deiner spirituellen Bestimmung in dieser Inkarnation ersehnst? Strebe mit vollem Eifer danach, das Beste und Höchste in deinem Leben zu erreichen, dessen du fähig bist. Halte an deinem Entschluss, ein bewusstes und zielgerichtetes Leben zu führen, fest, so dass alles Tun zu deiner spirituellen Übung wird. Auf diesem Pfad muss dein Denken von der Vernunft geleitet und logisch sein. Dein Handeln muss sinnvoll, zielstrebig und von klarer Absicht erfüllt sein. Illusionäres oder der Täuschung unterliegendes Denken solltest du ablegen. Verzichte auf träges, aufschiebendes, passives und uneffektives Handeln. Lass stattdessen Begeisterung in dein Leben einziehen, und begegne dem Lernen und den Herausforderungen in deinem Leben mit Freude. Handle aus dem Seeelenbewusstsein heraus, so dass du, um positive Resultate zu erhalten, im richtigen Augenblick angemessen und zielbewusst reagieren kannst.

Du möchtest mit dem Universum in harmonischer unterstützender Beziehung stehen? Dann betrachte es so wie es ist: als eine ungeteilte, ganzheitliche Manifestation von aufeinander einwirkenden kosmischen Kräften, die von EINEM BEWUSSTSEIN ausströmen. Die Energie des Universums nimmt weder zu noch ab – sie transformiert sich von einem Zustand in einen anderen. In diesem Bereich der vollkommenen Ganzheit und Einheit lebst du als individuelle Ausdrucksform dieses BEWUSSTSEINS. Deshalb kannst du deine Beziehung zu ihm entdecken und seine Unterstützung erhalten. In dem Maße, wie du dein Bewusstsein mit deinem Denken und Handeln sinnvoll in Einklang bringst, werden sich Ereignisse, Beziehungen und persönliche Umstände dementsprechend in deinem Leben ausdrücken und entfalten.

- Pflege deine Beziehung zu Gott und den göttlichen Energien, die sich als das Universum ausdrücken, indem du dir ständig der Gegenwart Gottes bewusst bist. Denke und handle konstruktiv, und lebe in Harmonie mit den Gesetzen der Schöpfung.
- Bete um Führung.
- Kontempliere über deine Rolle im Leben. Gehe nach innen und frage dich, was du mit deinem Wissen und deinen Fähigkeiten, die du schon hast oder erwerben kannst, tun sollst.
- Erkenne deine Aufgaben und Ziele.
- Frage dich, wie du anderen und der Gesellschaft dienen kannst?
- Wie kannst du deine sinnvoll gesteckten Ziele erfüllen?
- Beginne jetzt mit dem, wozu du bereits fähig bist, oder was du dir als möglich vorstellen kannst.
- Betrachte deine schöpferische Teilnahme am Leben als ein großes Abenteuer: als willkommene Gelegenheit zu lernen, als Gelegenheit deine Fähigkeiten zu erweitern und deine innewohnenden Qualitäten und Kräfte zu entfalten und auszudrücken.

- Plane dein Leben. Setze dir Prioritäten. Entscheide, was wichtig ist und was nicht.
- Meistere dein Denken, deine Emotionen und dein Verhalten. Alles, wovon du meinst und fühlst, dass es dein Leben verbessert und zu deinem spirituellen Wachstum beiträgt, solltest du in dein Leben integrieren. Vermeide Gedanken, Gefühle oder Verhaltensweisen, die zu geistiger oder emotionaler Unruhe führen oder irgendwelche Probleme verursachen.
- Wähle eine Lebensweise, die dein vollkommenes Wohlergehen und dein Streben nach spirituellem Wachstum fördert.
- Sei in der Auswahl von Freunden und Kameraden umsichtig. Pflege Gesellschaft mit Menschen, die deine Lebensziele und spirituellen Bestrebungen teilen, ohne von ihnen abhängig zu werden, oder ohne dich übermäßig in unwichtige Angelegenheiten zu verwickeln.
- Erfülle deine Pflichten in der Welt im Vertrauen auf Gott und dein wachsendes Seelengewahrsein, und im Glauben an die Ordnung und Gesetzmäßigkeiten des Universums.
- Sei SELBST-bewusst (Seelenbewusst), statt selbstbewusst (Ego-verhaftet).

Egoismus und *übersteigertes Selbstbewusstsein* sind zwei Hindernisse für spirituelles Wachstum, die ihre Wurzeln in der Selbstbezogenheit (Ichbezogenheit) haben. *Egoismus*, die fälschliche, irrtümliche Auffassung eines „Ich-Seins", verursacht das Gefühl des Getrenntseins von Gott, sowie das Gefühl nur geringe Lernfähigkeit und Leistungsfähigkeit zu besitzen.

Übersteigertes Selbstbewusstsein (*Arroganz*, ein überzogenes Gefühl der Wichtigkeit des eigenen Ichs) zeigt sich oft als aggressives, selbstsüchtiges Verhalten. Verschließe dich nicht länger, und überwinde oder vermeide diese Probleme, indem du dich in deinem Bewusstsein öffnest. Lege provinzielle (engstirnige, kleinmütige) Einstellungen und Verhaltensweisen ab. Sei gewillt zu emotioneller Reife heranzuwachsen. Erkenne deine Verantwortung für dich und andere. Halte dich an deine spirituellen Übungen. Durch erwachtes spirituelles Bewusstsein förderst du die Qualität deines Lebens und übst damit einen stillen Einfluss auf das kollektive menschliche und planetarische Bewusstsein aus.

Bringe in deinem Leben die Seelenfähigkeiten der Geduld und des Mitgefühls zum Ausdruck, und beweise deine Anpassungsfähigkeit in deinen mitmenschlichen Beziehungen und alltäglichen Lebensumständen. Lasse deine Ungeduld los und lege dein Desinteresse am Wohlergehen anderer ab, sowie deine Abneigung gegenüber einem sinnvoll gestalteten Leben. Das Universum ist keine trügerische Welt – obwohl es uns ein Trugbild vorgaukelt, wenn man die Ursachen seiner Manifestation nicht kennt. Der Grund für unsere falsche Wahrnehmung und der daraus resultierenden Trugschlüsse ist unsere Unfähigkeit die Ganzheit und Einheit des BEWUSSTSEINS wahrzunehmen. Sieh die Welt als eine Manifestation von Licht und Schatten an, welche sich in einem Gefüge von Raum und Zeit ereignet.

Entscheide dich für wahren Wohlstand: zu blühen, zu gedeihen und erfolgreich zu sein. So kannst du angenehm leben, erfolgreich all deine sinnvoll gesteckten Ziele erfüllen und bist mit Mitteln im Überfluss ausgestattet. Es ist dir dann auch möglich dem Wohlergehen der Gesellschaft zu dienen, die Menschen spirituell zu erheben und ihnen dein Mitgefühl angedeihen zu lassen. Pflege ein Wohlstandsbewusstsein. Vermeide Gedanken und Gefühle des Mangels, der Begrenzung oder der Bedürftigkeit. Vermeide es andere beherrschen zu wollen, Dinge, Beziehungen oder Umstände heftig zu begehren, an ihnen zu hängen oder sich an sie zu klammern. Lebe in der Einstellung, dass du alles hast, was du brauchst oder dir wünschst und behalte dieses Bewusstsein bei. Du befindest dich im Meer des göttlichen BEWUSSTSEINS. Dein Geist ist eins mit dem Kosmischen Geist. Nichts trennt dich von Gott. Die allgegenwärtige Grundsubstanz der Schöpfung steht dir zur Verfügung, in welcher Form auch immer du sie für deine Bedürfnisse benötigst.

Im innersten Kern deines Wesens bist du stets friedlich, ausgeglichen und frei von Problemen. Geistige Verwirrung und emotionale Unruhe spielen sich nur in den oberflächlichen Schichten deines

Bewusstseins ab. Lerne durch Selbsterziehung wie man wünschenswerte, nützliche geistige Zustände und emotionale Verhaltensweisen pflegt, und wie ein klares Bewusstsein aufrechterhalten wird. Auf diese Weise werden unterbewusste Programmierungen geschwächt und beseitigt. Die freiwerdenden Kräfte werden sich in schöpferische Energie umwandeln, die du dann produktiv einsetzen kannst. Glaube nicht, dass du ein Opfer von äusseren Umständen, von vererbten Eigenschaften, ungünstigen Planeteneinflüssen oder von karmischen Bedingungen bist. Das wahre SELBST kann nicht durch irgendwelche äusseren Bedingungen beeinflusst werden. Alle Umstände können verbessert oder geändert werden. Vererbungsfaktoren müssen nicht immer ein bestimmender Faktor in unserem Leben sein, und auch planetarische Einflüsse sind nur gering und können keine hemmenden Störungen hervorrufen, wenn du zielbewusst und im Seelengewahrsein lebst. Ebenso können die karmischen Einflüsse abgemildert, beseitigt oder überwunden werden.

Wenn du engagiert den Pfad des Lichts beschreitest, halte dich an Richtlinien, die mit deiner Lebensaufgabe im Einklang sind. Das hilft dir im Seelengewahrsein zu leben, und steigert deine Aufnahmefähigkeit für den Strom der Gnade. Obendrein konzentriert es deine Aufmerksamkeit auf das Erreichen deiner wirklich wichtigen Ziele und auf die wesentlichen Dinge und Angelegenheiten, die zu deinem Wohlergehen beitragen. Am Ende dieses Kapitels werden Verhaltensrichtlinien vorgeschlagen, die du am besten deinen persönlichen Umständen anpasst.

Dein Körper wird genährt durch die Seelenkraft, die durch die Medulla oblongata (an der Schädelbasis) einströmt, durch die Nahrung und Flüssigkeit, die du zu dir nimmst, und durch die Luft und Lebenskraft (*Prana*), die du einatmest. Orientiere dich an einer vollwertigen, natürlichen, vegetarischen Ernährungsweise, die reich an Ballast- und Nährstoffen ist, und iss in Maßen und deinen Bedürfnissen entsprechend. Trinke nur reines Wasser, Kräutertee oder auch frische Obst- und Gemüsesäfte. Halte Körper und Geist durch eine richtige Lebensweise mit ausreichendem Schlaf und regelmäßiger Meditation gesund.

Körperliche Übungen solltest du gemäß deiner grundlegenden Geist-Körper-Konstitution ausüben (siehe auch *Ayurveda*). – Für eine *Vata*-Konstitution sind frei fließende, mäßige Bewegungen am günstigsten und extrem schnelle, hektische Übungen sollten vermieden werden. – Für eine *Pitta*-Konstitution sollten die Übungen mäßig und nicht leistungsbetont sein. – Für eine *Kapha*-Konstitution können die Übungen anstrengender und ausdauernder sein. – Spazierengehen, Schwimmen, Hatha-Yoga-Übungen und Tai-Chi sind für alle Konstitutionstypen geeignet. Je nach Notwendigkeit können auch chiropraktische Anwendungen und anderweitige Körperarbeit hilfreich sein.

Ein gesundes, langes Leben hat seinen Wert, weil es uns ermöglicht unsere größeren Ziele, einschließlich der „SELBST-Verwirklichung", in einer einzigen Inkarnation zu erreichen. Erlerne die philosophischen Prinzipien und Lebensregeln des Ayurveda und wende sie an, um die feinstofflichen Einflüsse, die deinen psychologischen und körperlichen Zustand beeinflussen, im Gleichgewicht zu halten.

Vereinfache dein Leben. Lass dich nicht übermäßig von dem verwirrenden und rastlosen Verhalten anderer oder durch die Nachrichten von örtlichen oder internationalen Ereignissen beeinflussen. Vermeide übermäßigen gesellschaftlichen Umgang und bedeutungslose, seichte Unterhaltungen. Halte Maß in sexuellen Aktivitäten. Lege Sorge, Angst, Furcht, Unsicherheit und andere schwächende Gewohnheiten ab. Erhalte deine Lebensenergien und nutze sie nur für sinnvolle Zwecke. Gehe weise mit deinem Geld und anderen persönlichen Mitteln um. Erinnere dich stets daran, dass du ein unsterbliches Wesen bist, das im unendlichen Ozean des göttlichen BEWUSSTSEINS geborgen ist. Lebe in diesem Verständnis und verwirkliche dein höchstes Potenzial für Wachstum und Ausdruck.

Überprüfe deine Gedanken und dein Leben:

- Meinst du es ehrlich mit dem Ziel deiner SELBST-Verwirklichung in den noch vor dir liegenden Jahren hier auf dieser Welt?
- Glaubst du manchmal, dass die Bedingungen in der Astralebene nach deinem Abschied von dieser Welt besser sind? Glaubst du dies eventuell auch von deiner nächsten Inkarnation?
- Hoffst du darauf, dass ein Heiliger oder Guru für deine Erlösung sorgen wird?
- Ergibst du dich passiv in Umstände, die weder zufriedenstellend noch erfüllend sind?
- Klammerst du dich an eine Glaubenslehre oder lässt du dich durch Täuschungen verwirren?
- Erlaubst du dir dich passiv von ungesunden Gewohnheiten und suchtartigen Verhaltensweisen treiben zu lassen?
- Hast du deine Gedanken und Gefühle unter Kontrolle?
- Liest du Wahrheitsliteratur?
- Meditierst du richtig und regelmäßig?
- Tust du alles, um zu deinem höchsten Wohl beizutragen?
- Tust du wirklich dein Bestes, um zu lernen, zu wachsen und deine innewohnenden Fähigkeiten zu entfalten, damit du die Wirklichkeit Gottes erfassen kannst?

Ich bin nicht der Guru. Gott ist der Guru.
Ich bin nur der Diener Gottes.

Paramahansa Yogananda

Ruheloses Fließen von Prana (Lebenskraft)
verursacht geistige Unruhe.
Wenn der Wahrheitssucher im Überbewusstsein ruht,
ist seine Meditation natürlich und spontan.
Dann wird er die positiven Wirkungen der Meditation
auch außerhalb der Meditation zu schätzen wissen.

Lahiri Mahasaya

Empfehlenswerte tägliche Übungen

- Stehe früh am Morgen auf. Werde dir deiner Verbindung mit Gott bewusst, bete und meditiere. Lies einen Abschnitt aus den Yoga-Sutren, der Bhagavad Gita oder Worte der Wahrheit aus anderen inspirierenden Schriften.

- Nimm die meditative Ruhe und Ausgeglichenheit mit in deine Tagesaufgaben.

- Erfülle deine Pflichten freudig, sorgfältig und mit wacher Aufmerksamkeit. Ein sinnvolles, zielstrebiges Leben ist genauso wichtig wie die Meditation. Denke daran, dass jeder Mensch, jede Kreatur und jeder Gegenstand eine spirituelle Natur hat. Sei dir dessen stets bewusst und pflege diese Sichtweise.

- Nimm deine Mahlzeiten zu regelmäßigen Zeiten ein. Sorge täglich für körperliche Bewegung. Plane am Ende des Tages deine Arbeit für den nächsten Tag. Lebe im gegenwärtigen Augenblick und blicke nach vorne in die Zukunft.

- Meditiere am Nachmittag oder am Abend, um Stress abzubauen und so Geist und Körper zu erfrischen, und um deine Verbindung mit dem Unendlichen aufrecht zu erhalten.

- Gehe früh zu Bett. Schlafe in Gott.

KAPITEL 3

Spirituelle Übungen

Die philosophischen Prinzipien, auf denen die Lehren des Kriya-Yoga, des Pfades des Lichts, basieren, kann man nur vollständig verstehen, wenn sie sorgfältig angewendet, überprüft und durch eigene Erfahrung bestätigt werden. Wenn du beständig und aufmerksam die Vorgehensweisen, die in diesem Kapitel beschrieben werden, ausführst, werden sich folgende positive Ergebnisse in deinem Leben zeigen:

- Du wirst fähig sein deine Aufmerksamkeit auf deine vorrangigen Ziele zu richten, und diese Begeisterung wird die Triebkraft sein, die dich auf deinem gewählten Lebensweg führt und hält.
- Unterbewusste Einflüsse, die möglicherweise dein Bewusstsein zerstreuen und trüben, werden geschwächt und beseitigt.
- Schlafende Seelenkräfte werden geweckt und beginnen frei zu fließen.
- Methodisches und logisches Denken wird gefördert.
- Intellekt und Unterscheidungskraft werden geklärt und gesteigert.
- Das Ego wird geläutert, und dies führt dazu, dass sich das SELBST-Bewusstsein entfalten kann.
- Dein Bewusstsein kehrt zu seinem natürlichen, klaren Zustand zurück, und es wird leichter SELBST- und GOTTES-Verwirklichung zu erlangen.

Bleibe dir stets bewusst, warum du bestimmte Übungen praktizierst. Vermeide es mit Vorgehensweisen und Techniken derart in Anspruch genommen zu sein, dass du ihren Zweck vergisst – sie sind nur ein Mittel, um erwünschte Ergebnisse zu erzielen. Korrekte spirituelle

Übungen werden zu klarem Bewusstsein und zu logischem, spontan richtigem Denken und intuitiv richtigem Handeln führen.

In Kapitel Zwei der Yoga-Sutren werden die grundlegenden Übungen des Kriya-Yoga beschrieben:

- Übe dich in den Tugenden der Gewaltlosigkeit, Wahrhaftigkeit und Redlichkeit, und bringe sie durch dein Denken, Sprechen und Verhalten zum Ausdruck.
- Gehe weise mit der Lebensenergie um, und verschwende sie nicht.
- Vermeide Vorgänge, die zu geistiger und emotionaler Verhaftung führen und lehne Verhaltensweisen ab, die ein Suchtpotenzial in sich tragen.
- Überprüfe und halte deine psychologische Gesundheit durch gelassene Selbstanalyse aufrecht. Neutralisiere unterbewusste Programmierungen, die dein klares Bewusstsein verzerren und Unbehagen bereiten. Löse geistige Verblendung und emotionale Konflikte. Beseitige Sucht verursachende Einflüsse. Ersetze selbstzerstörerische Gewohnheiten und Denkweisen durch konstruktive Gewohnheiten und Einstellungen! Lehne die Trugbilder der Täuschungen und Illusionen ab. Meditiere regelmäßig und konzentriert.
- Achte auf die Reinheit des Körpers und halte dich gesund.
- Bewahre in allen Umständen deinen ausgeglichenen seelischen Zustand.
- Beschäftige dich solange intellektuell und intuitiv mit der Analyse des BEWUSSTSEINS – der Wirklichkeit unserer wahren Natur und der wahren Natur Gottes – bis du vollkommene SELBST-Erkenntnis und GOTTES-Verwirklichung erreicht hast.
- Verringere den Einfluss deines Ego-Bewusstseins (das illusorische Gefühl der Eigenpersönlichkeit), damit sich dein ursprünglicher, innewohnender Drang in Gott zu erwachen, durchsetzen kann.
- Meditiere regelmäßig zu bestimmten Zeiten.

Bei vielen ernsthaften Wahrheitssuchern bleibt, obwohl sie wissen, dass sie keine eigenständige Persönlichkeit sind, und obwohl sie sich nach SELBST- und GOTTES-Verwirklichung sehnen, das illusionäre Gefühl von Gott getrennt zu sein, weiterhin bestehen. Für ihr spirituelles Wachstum bedeutet dies ein größeres Hindernis.

Ihr Bewusstsein ist von unterschwelligen Einflüssen getrübt und mit unterbewussten Konflikten beladen, und sie sind weder an alltäglichen Dingen interessiert noch fähig oder gewillt ihre irrigen Vorstellungen oder ihr traditionelles Gedankengut abzulegen. Solche Menschen neigen manchmal dazu sich den Gefühlen der Hoffnungslosigkeit zu ergeben und ihre Sehnsucht nach Erleuchtung aufzugeben. Auch tragen sie einen Hang zur Apathie in sich und können dadurch nicht schwungvoll und vernünftig handeln. Es mag sogar sein, dass sie sich in eine innere, von ihren Gedanken geschaffene Welt der Phantasie und Illusionen zurückziehen und dabei auf eine Besserung in ferner Zukunft hoffen.

Oft beschäftigen sich verwirrte, im Ego verhaftete Geistesschüler oberflächlich mit verschiedenen philosophischen Systemen, oder sie engagieren sich wie besessen in einer Vielzahl privater Rituale oder Übungen. Sie suchen herum und behaupten von mehreren Lehrern zu lernen, oder sie treten einer Gruppe bei, die von sich behauptet „spirituell" ausgerichtet zu sein. Auf diese oder andere Weise suchen diese Menschen außerhalb ihrer selbst weiterhin nach Wissen, das bereits in ihnen steckt. Sie suchen nach Gott im Äußeren, obwohl sie bereits in seiner Gegenwart eingebettet sind. Ebenso ist es unklug, doch leider üblich, weiterhin ein sogenanntes „normales" Leben im menschlichen Bewusstsein zu führen und uns von Kameraden, die ebenso frustriert und unglücklich sind wie wir, darin bestärken zu lassen.

Der normale Zustand des menschlichen Bewusstseins ist wie eine qualvolle Krankheit, für die das Heilmittel bekannt ist, welches jedoch nur ungern akzeptiert oder gar angewandt wird. Die meisten Leute werden zustimmen, dass sie sich gelegentlich einsam, unausgefüllt, unsicher und ängstlich fühlen. Erinnerungen an vergangene falsche Entscheidungen oder an falsches Verhalten können Gewissensbisse, Reue und Traurigkeit verursachen. Auch können in uns traumatische Erinnerungen und Gefühle lebendig werden und uns psychologisch schwächen. Ebenso können der Gedanke und das Wissen um die Unausweichlichkeit des physischen Todes Gefühle der Hoffnungslosigkeit und Hilflosigkeit in uns wecken, die dann wie schwarze Wolken über uns schweben. Dann mag es schwer sein zu glauben, dass es wirklich möglich ist Glück, Gesundheit, Wohlstand, geistige Klarheit und spirituelle Erleuchtung zu erreichen.

Die unfehlbare Heilmethode für all das Leid, die Schwierigkeiten und das Unglück, das mit dem gewöhnlichen menschlichen Bewusstsein einhergeht, ist richtiges, spirituelles Üben, das von einem einsichtsvollen, sinnvollen und zielbewussten Leben begleitet ist. Die meisten Leute, deren Bewusstsein trübe und verwirrt ist, leben ihr Leben in einem halb bewussten, traumähnlichen Zustand und sie erleben Ereignisse und vollführen Handlungen, die wenig Bedeutung oder keinen wirklichen Wert haben. Aufgrund ihres gewohnheitsmäßigen Verhaltens und der zwingenden Einflüsse von karmischen Eindrücken erleben sie immer wieder ähnliche Umstände.

Der Weg des Kriya-Yoga, der Pfad des Lichts, ist erfreulich, denn er führt uns zur Freiheit. Wir müssen nur die Tatsache unserer wahren Natur anerkennen wie sie ist, und wir müssen, um SELBST- und GOTT-verwirklicht zu sein, die Wirklichkeit Gottes als die eine ewig existierende Ganzheit, in die wir eingebettet sind, erfassen.

Entschließe dich jeden Tag tiefer zu meditieren.
Lenke deine Aufmerksamkeit nach innen.
So wirst du neue Kraft, Stärke und Frieden
an Körper, Geist und Seele erfahren.
Und alle Bande, die dich gegenwärtig begrenzen, wirst du überwinden.

Paramahansa Yogananda

Ohne SELBST-Bewusstsein gibt es keinen wahren Frieden.
Wenn wir der Aufmerksamkeit erlauben unseren Wünschen nachzugeben
werden die Sinne angeregt und so wie
ein Boot auf dem Wasser durch den Wind davongetragen wird,
folgt ihnen der Geist.
Dann verhüllt geistige Rastlosigkeit unser SELBST-Bewusstsein.

Sri Yukteswar

KAPITEL 4

Einweihung und Schülerschaft

Einweihung ist ein „Neuanfang“ und ein bedeutendes Ereignis, das zu einer grundlegenden Neuorientierung der Sichtweise führt, das Gewahrsein des Schülers in einen Seelen-bewussten Zustand bringt, und fast immer segensreiche Wandlungen in seinem Lebensstil und Verhalten verursacht. Der Initiationsritus kann ein zeremonieller Vorgang sein, der durch ein Ritual begleitet ist, er kann aber auch ohne große Formalitäten ablaufen. Das Wesentliche daran ist die Kraftübertragung. Die Einweihung erfolgt dabei immer direkt vom Guru auf den einzelnen Schüler, auch wenn bei dieser Gelegenheit mehrere Menschen in die philosophischen Prinzipien und grundlegenden Übungen eingewiesen werden.

In der Kriya-Yoga-Tradition wird die Einweihung durch einen Guru oder durch einen Repräsentanten des Gurus angeboten, der die Erlaubnis hat andere einzuweihen. Als Guru wird ein Lehrer bezeichnet, der Informationen jeglicher Art vermittelt. Ein *Satguru* (*Sat* – Wahrheit, die Wirklichkeit des Seins) ist ein Lehrer, der durch Wort und Beispiel Wissen vermittelt, das zu einer Veränderung und Umwandlung des Lebens führt. Er überträgt die spirituelle Kraft des BEWUSSTSEINS und steht dem Schüler zur Seite, damit er psychologische Veränderung und spirituelles Wachstum erfahren kann. Die vorrangige Rolle eines Satgurus ist es die Schüler zu ermutigen, ihre intellektuellen Fähigkeiten zu steigern und ihr Ego zu klären, um schnell zur spirituellen Befreiung zu gelangen.

Wenn du den Weg des Lichts gehen und in die Tradition des Kriya-Yoga eingeweiht werden möchtest, so solltest du folgende Ratschläge befolgen:

- Sei aufrichtig, ehrenhaft und bescheiden.
- Zeige Respekt für die Tradition und den Lehrer.
- Sei gewillt das, was dir gelehrt wurde, zu lernen und zu üben.
- Benutze deine intellektuellen Fähigkeiten, um Neues zu lernen und bemühe dich, das anzuwenden, was du gelernt hast.
- Halte dich an einen sinnvollen Lebensstil und beginne eine regelmäßige, zielgerichtete spirituelle Praxis.
- Bereite dich auf die Einweihung vor, indem du sorgfältig über die Verantwortung der Schülerschaft kontemplierst.
- Nimm die Instruktionen des Lehrers, die dir während und nach dem Einweihungszeremoniell bezüglich des Lebensstils, des Verhaltens und der spirituellen Übungen erteilt werden, aufmerksam an und halte dich an die Vereinbarungen.
- Studiere die philosophischen Grundlagen, auf denen ein Leben mit Sinn und die spirituelle Praxis fundieren. Sei fest entschlossen, schnell zu SELBST-Bewusstsein und GOTTES-Verwirklichung zu erwachen und demonstriere dies durch dementsprechendes Tun.

Ruhen wir nicht in unserer Seelenmitte, tendiert unsere Aufmerksam dazu nach außen zu fließen und verwickelt unser Bewusstsein in geistige Aktivitäten, Stimmungen, Sinneswahrnehmungen und weltliche Umstände. Derart nach außen bezogen, und mit nur bruchstückhaftem Gewahrsein ausgestattet, vergessen wir unsere wahre spirituelle Natur und die Einheit des Lebens. Ebenso neigen wir dann dazu unser Leben gefügsam an gewöhnliche, durchschnittliche Verhaltensweisen anzupassen.

Durch folgende Maßnahmen kannst du dein Bewusstsein zur Einheit und Klarheit zurückführen:

1. Ziehe deine Aufmerksamkeit von Äußerlichkeiten zurück und lenke sie nach innen, so dass SELBST-Bewusstsein erreicht wird, und du so deine Gedanken, Stimmungen und Sinneswahrnehmungen objektiv und mit Abstand betrachten kannst.
2. Fühle dich für dein spirituelles Erwachen und Wachstum verantwortlich.
3. Beseitige durch aktives Tun die geistigen und physischen Hindernisse für dein spirituelles Wachstum.

Wenn du vorbereitet bist und dich nun einweihen lassen möchtest, wird dies folgendermaßen ablaufen:

- Der Guru erklärt die grundlegenden philosophischen Prinzipien und Verhaltensweisen, die für ein erfülltes Leben notwendig sind.
- Er gibt Anleitungen zur Meditation.
- Er erklärt die Anwendung der Meditationstechniken.
- Er ersucht den neuen Eingeweihten (der nun ein Schüler ist), dass er sich der Lehrtradition anvertraut, und dass er getreu übt, was ihm gelehrt wurde.
- Als ein authorisierter Repräsentant der Gurulinie segnet er den Schüler und überträgt die spirituelle Kraft des BEWUSSTSEINS – ein Akt, der die Einweihung bedeutungsvoll macht.

Worte der Einweisung und Mantren, die bei der Einweihung gesprochen werden, sind Worte mit eigener besonderer Kraft und Energie. Sie sind auch von der besonderen Qualität einer schöpferischen Kraft durchdrungen, die durch das Bewusstsein und den Willen des Gurus übertragen wird, und sie sind mit der vibrierenden spirituellen Schwingung aufgeladen, die durch den Guru fließt. Diese subtile Verbindung zwischen Geist und Bewusstsein des Schülers und der durch den Guru fließenden Kraft, sollte gehegt und gestärkt werden. Wenn diese Verbindung – die Grundlage der Guru-Schüler-Beziehung – andauert und im Bewusstsein des Schülers aufrechterhalten wird, herrscht Übereinstimmung und er ist empfänglich für hilfreiche, erlösende geistige und spirituelle Impulse, die vom Guru und der Gurulinie zu ihm fließen. Das Bewusstsein eines Gottverwirklichten Gurus ist ein Kanal, durch den sich die verwandelnde, Seelen-erweckende Gnade ausdrücken kann.

In dieser Kriya-Yoga-Tradition werden den Schülern verschiedene Techniken gelehrt:

- Ein Meditations-Mantra, weil es leicht zu erlernen und anzuwenden ist. Wenn man in dieser Meditationsübung Fertigkeit erreicht hat, wird die Einweihung angeboten.
- Bei der Einweihung werden zudem drei Techniken gelehrt:

1. Eine Übung, durch die die Lebenskräfte in den unteren Chakren erweckt werden.
2. Kriya-Pranayama, mit dem die Lebenskraft durch den Wirbelsäulenkanal in das Gehirn gelenkt wird.
3. Eine Technik zur Kontemplation über Licht und Ton (die Schwingung des OM) im spirituellen Auge.

- Wenn die Erfahrenheit und Fertigkeit des Schülers zugenommen haben und sich Anzeichen für psychologisches und spirituelles Wachstum zeigen, können fortgeschrittenere Meditationstechniken gelehrt werden.

Der neu Eingeweihte wird angewiesen Kriya-Pranayama morgens und abends zwölf Mal zu üben und anschließend zu meditieren. Danach soll er die Technik der Kontemplation über Licht und Ton anwenden. Nach mehreren Monaten des Übens kann der Schüler, auf Anraten des Lehrers, die Pranayama-Anzahl allmählich erhöhen. Richtige und regelmäßige Anwendung dieser Technik fördert die körperliche Entspannung, beruhigt den Geist und verfeinert das Nervensystem. Dadurch werden unterbewusste Tendenzen, die geistige und emotionelle Störungen bewirken, beruhigt, die meditative Konzentration wird gestärkt und der überbewusste Zustand kann viel leichter erfahren werden.

Wenn sich der Körper bei guter Gesundheit befindet, Lebensstil und Bedingungen der Umgebung ideal sind, entwickelt sich das menschliche Gehirn im Laufe der Evolution und das spirituelle Wachstum geschieht auf natürliche Weise. Ein kompletter Zyklus von Kriya-Pranayama, bei dem die Lebenskraft aufwärts und abwärts durch die Wirbelsäule geschickt wird, hat die gleiche belebende und regenerierende Wirkung auf Gehirn und Nervensystem, wie wenn wir ein Lebensjahr unter idealen Bedingungen sinnvoll und gesund verbringen würden. Regelmäßige richtige Anwendung der Kriya-Yoga-Meditationstechniken verfeinert das Nervensystem, fördert überbewusste Zustände und ermöglicht dem Seelenbewusstsein sich leichter durch Geist und Körper auszudrücken. Auf diese Weise wird das spirituelle Wachstum eines Schülers erheblich beschleunigt.

Diese Methoden können aus Büchern nicht nutzbringend erlernt werden, genauso wie Information aus zweiter Hand wertlos ist. Wenn es einem nicht möglich ist, sich von seinem Guru einweihen zu lassen, ist es in Ordnung, wenn dies ein dazu berechtigter, eingeweihter Schüler des Gurus tut, der dann auch für persönlichen Rat zur Verfügung steht.

Schülern unserer Tradition wird empfohlen nicht mit anderen über diese Techniken zu diskutieren, damit sie Verwirrung vermeiden und auf dem spirituellen Pfad konzentriert bleiben. Auch sollten sie nicht über ihre persönliches Übungsprogramm und ihre Meditationserfahrungen sprechen. Richte stattdessen deine Aufmerksamkeit, Energie und dein Handeln auf eine sinnvolle Lebensführung, auf das Studium und die kontemplative Meditation. Die Jahre gehen schnell vorbei, übe dich deshalb im Bewusstsein der Gegenwart Gottes und wende deine Übungen sorgfältig an, damit spirituelle Erleuchtung möglich wird. Diene entsprechend deiner Neigungen und Möglichkeiten der Gesellschaft und ruhe dabei in deiner Seelenmitte. Lasse all deine Gedanken und Taten von deinem Herzenswunsch, vollkommen in Gott zu erwachen, erfüllt sein.

Weder die spirituelle Anweisung noch die Einweihung kann von einem Guru erkauft werden. Man kann zum Zeitpunkt der Einweihung eine angemessene Spende geben, die für caritative Zwecke benutzt wird. Ebenso können die Schüler freiwillig ihre Unterstützung anbieten oder einen finanziellen Beitrag zur Verfügung stellen, damit der Lehrauftrag des Gurus unterstützt wird, so dass auch andere Wahrheitssucher in diesen Nutzen kommen können.

Niemals wird ein erleuchteter Guru seine Schüler manipulieren, missbrauchen, oder versuchen egoistisch ihre Gedanken oder Handlungen zu kontrollieren. Er wird sie stets ermutigen ihre eigenen Kräfte der Intelligenz, der Intuition und des gesunden Menschenverstandes zu gebrauchen und weisen Gebrauch ihrer Entscheidungsfreiheit zu machen. Gurus bieten praktischen Rat an und trachten danach, sich mit dem Bewusstsein empfänglicher Schüler in Einklang zu bringen, um ihnen ihre eigene Verwirklichung zu übertragen. Trotz alledem sollten sie nicht als Magier betrachtet werden, zu denen man geht oder in der Erwartung betet, dass sich persönliche Probleme sofort auflösen, oder Wunder zum eigenen Nutzen geschehen. Der Guru ist ein spiritueller Freund, dessen vorrangige Rolle es ist, Schülern zur SELBST-Verwirklichung zu verhelfen.

Du kannst deine Übereinstimmung mit dem Guru und der Gurulinie fördern, indem du sie respektvoll anerkennst und unerschütterlichen Glauben in den Wert dieser Beziehung legst, schöpferisch lebst, regelmäßig meditierst und dir der Gegenwart Gottes ständig bewusst bist.

Das erleuchtete Bewusstsein eines Gurus ist nicht durch die bedingten Bewusstseinszustände anderer beeinflusst. Ist die Beziehung zwischen Guru und Schüler, aufgrund physischer Nähe oder geistiger und spiritueller Übereinstimmung sehr eng, können die eigenen Meinungen und Verhaftungen an persönliche gewohnheitsmäßige Verhaltensmuster für den Schüler eine große Herausforderung sein. In so einem Fall wird ein kluger Schüler auf diese Möglichkeiten für spirituelles Wachstum aufgeschlossen und empfänglich reagieren.

Diese Lehren sollten nicht verwässert werden, indem man versucht sie an widersprüchliche philosophische Konzepte anzupassen. Wenn du sicher bist, dass du deinen richtigen Weg gewählt hast, respektiere die Lehrer aller Traditionen sowie jene Richtungen, die andere für sich gewählt haben. Doch bleibe dem Weg treu, von dem du weißt, dass er der beste für dich ist. Dieser Kriya-Yoga-Pfad legt Wert auf grundsätzliche Dinge, die allen Erleuchtungstraditionen gemeinsam sind.

Durch das ernsthafte Sehnen nach spirituellem Wachstum und durch Einstimmung auf den Guru kann die schlafende spirituelle Kraft

(*Kundalini*) des Schülers erweckt werden. Die Wirkungen dieser Erweckung können in ihrer Stärke mild oder dynamisch sein. Sie bewirken eine psychologische Umwandlung und verursachen Veränderungen im Bewusstsein, die den Schüler befähigen wesentlich leichter und gewinnbringend zu meditieren. Die Kundalini-Erweckung braucht man nicht zu fürchten, es ist die eigene schöpferische Kraft, die erwacht.

Meist fließen die Lebenskräfte nicht erwachter Menschen nach unten und führen so zu einer Identifikation mit dem Körper, Geist und den Sinnesempfindungen. Wenn spirituelles Erwachen geschieht, fließen die Lebenskräfte nach oben, regenerieren und läutern Körper und Geist, und beginnen die Verhaftung an Geist und Sinne zu lösen. Dann klärt sich das Bewusstsein und überbewusste Zustände können somit wesentlich leichter erfahren werden, und auch das spirituelle Wachstum wird mühelos geschehen.

Einige Gottsucher fühlen sich geistig und emotional beunruhigt, weil sich ihr Wunsch nach weltlichen Angelegenheiten verringert und die Aktivitäten und Beziehungen, die ihnen früher wichtig erschienen, nicht mehr länger von Interesse erscheinen. Obwohl ihre Identifikation mit dem menschlichen Ego bereits etwas nachgelassen hat, ist ihr Seelengewahrsein und das innewohnende Wissen noch nicht so weit entfaltet, dass sie die Kraft zu klugen Entscheidungen haben. Sollte dies zur Zeit bei dir so sein, sieh es nur als momentanes Stadium deiner Umwandlung an.

Verzage nicht, wenn du den Weg in deinem Leben noch nicht kennst. Anstatt dich von Gefühlen der Einsamkeit, Verzweiflung und Teilnahmslosigkeit hinreißen zu lassen, bestimme deine Stimmungen, Bewusstseinszustände und dein Handeln und bleibe innerlich ruhig, voller Begeisterung, energiegeladen und zielbewusst. Tust du dies nicht, kannst du durch unterbewusste Tendenzen, Gewohnheiten und äußere Bedingungen beeinflusst werden. Werde dir deiner inneren Stärke bewusst. Lass deine geistigen und intuitiven Kräfte wachsen. Verrichte all deine Pflichten in guter Stimmung und so gut du kannst.

Achte darauf, dass du für dein spirituelles Programm und zum Lesen der Heiligen Schriften immer Zeit hast. Sei glücklich, und lass das klare Bewusstsein deiner Seele zum Vorschein kommen und dein Leben bestimmen.

Bleibe geduldig und pflege deine Hingabe an Gott. Sieh dich als ein Botschafter für das höchste Wohl in der Welt. Du sollst jedoch nicht meinen eine großartige Mission erfüllen zu müssen. Der vorrangige Zweck in dieser Inkarnation ist es zur Erkenntnis deines wahren Wesens und zu deiner Beziehung zum UNENDLICHEN zu erwachen.

Sei dankbar und offen für die Entfaltung deines Glücks und deines spirituellen Wachstums. Indem du richtig lebst schaffst du Möglichkeiten Erfüllung zu erfahren, dagegen laden Sorgen über die Zukunft und die Erwartung für Taten belohnt zu werden, direkt zu Enttäuschungen ein. Du lebst bereits jetzt in der Ewigkeit, und du wirst es immer tun. Lerne es gut zu tun.

Wenn du Führung suchst, danach trachtest Probleme zu lösen, oder wenn du meditierst, verlasse dich nicht auf „Stimmen“ oder Visionen; sie sind nur Produkte deines Geistes. Vermeide den Umgang mit Leuten, die behaupten, sie wären Vermittler, durch die Botschaften von erleuchteten Lehrern empfangen werden. Sie sind entweder verblendet oder unehrlich. Erleuchtete Seelen nehmen niemals Kontakt durch Medien auf.

Manchmal können Gottsucher, deren intuitive Kräfte entwickelt sind, während ihrer Meditation das Bild von lebenden oder verstorbenen Heiligen oder anderen Menschen empfangen. Echte Telepathie und hellsichtige Kommunikation mit Heiligen oder gewöhnlichen Menschen ist möglich, doch ist sie selten. Visionen und andere Phänomene, die während der Meditation geschehen können, sind gewöhnlicherweise selbst erzeugte geistige Wunscherfüllungen. Ich rate allen Gottsuchern zum Überbewusstsein zu erwachen, bei dem man solche Phänomene hinter sich gelassen hat.

Wenn das Bewusstsein des Schülers nicht länger durch unterbewusste Einflüsse, Täuschungen oder Illusionen gestört ist, bleibt auf dem

Weg zur SELBST-Verwirklichung als einziges Hindernis noch der Egoismus übrig: die Identifikation der Seele mit Gedanken und Gefühlen einer unabhängigen Eigenständigkeit. Erst wenn das Ego-Gefühl beseitigt ist, erkennen wir, dass wir eine Seele, ein individualisierter Ausdruck des EINEN BEWUSSTSEINS sind. Die Erfahrung des EINSSEINS machen wir, wenn wir während einer überbewussten Meditation oder zu anderer Zeit unser geklärtes Ego transzendieren.

Die Pflicht eines Gurus ist es, die Aufmerksamkeit eines Schülers auf das zu richten, was wirklich ist. Die Pflicht eines Schülers ist es zu lauschen, zu beobachten, zu studieren, zu lernen und vertrauensvoll so lange zu üben, bis die Befreiung der Seele erreicht ist.

Erteile Kriya [Unterweisung und Einweihung] all denen,
die dich demütig darum bitten.

Mahavatar Babaji zu Lahiri Mahasaya

Wenn du mit Hingabe betest,
wird der Duft deiner Hingabe
die Gegenwart Gottes in dein Bewusstsein locken.

Paramahansa Yogananda

KAPITEL 5

Meditationsanleitungen

> Der Yoga-Praktizierende soll in Abgeschiedenheit, allein, Geist und Körper unter Kontrolle und frei von jeglichem Verlangen, über die HÖCHSTE WIRKLICHKEIT kontemplieren. An einem passenden, reinen Ort und in stabiler Meditationshaltung soll er zielbewusst, mit kontrollierten Gedanken und Sinnen, seinen Geist durch die Meditation läutern. Körper und Kopf aufrecht, bewegungslos, die Aufmerksamkeit auf das spirituelle Auge gerichtet, gelassen, furchtlos, fest im Entschluss der Selbstbeherrschung und auf die HÖCHSTE WIRKLICHKEIT konzentriert, soll er sich unerschütterlich der höchsten Verwirklichung hingeben.
>
> – *Bhagavad Gita 6: 10-14*

Es ist empfehlenswert täglich zu meditieren. Am leichtesten findet man in eine Meditationsroutine am frühen Morgen, nach einem ausgeruhten Schlaf, noch bevor man an die Pflichten und Aufgaben des kommenden Tages denkt. Sollte dies nicht möglich sein, setze dir andere feste Zeiten und halte dich daran. Bist du einmal an die regelmäßige Meditation gewöhnt, wirst du immer wieder gerne in der Stille verweilen.

Gönne dir wenigstens fünfzehn bis zwanzig Minuten der Meditation. Diese Zeit hilft dir dein Bewusstsein zu klären, geistige Vorgänge zur Ruhe zu bringen und zu ordnen. Dabei wird Stress abgebaut, das Nervensystem verfeinert, unser Immunsystem gestärkt, biologische Alterungsprozesse verlangsamt und Organe, Drüsen und das ganze Körpersystem neu belebt. Um überbewusste Erfahrungen machen zu können, ist eine längere Meditation notwendig.

Solltest du in Kriya-Yoga eingeweiht worden sein, nimm dir die notwendige Zeit, um diese Meditationstechniken zu üben. Bleibe, nachdem du eine Meditationstechnik angewandt hast, aufmerksam und wach, und verweile in der Stille. Vermeide ein passives Sitzen, bei dem Gedanken und Stimmungen dein Bewusstsein beherrschen, oder dich persönliche Probleme, Vorhaben oder Phantasien beschäftigen. Am leichtesten gelingt das Meditieren mit einem Mantra, das ein dir angenehmes Wort oder eine Wortfolge sein kann, wodurch deine Aufmerksamkeit gesammelt und aufrechterhalten wird.

Nimm eine bequeme, aufrechte Sitzhaltung ein und halte die Wirbelsäule gerade. Atme zu Beginn tiefer ein als gewöhnlich, dann atme aus. Tue dies zwei oder drei Mal. Entspanne dich und werde still. Schaue mit geschlossenen Augen in das spirituelle Auge. Werde dir deines natürlichen Atemrhythmus bewusst. Rezitiere nun gedanklich, im Rhythmus deiner Ein- und Ausatmung, das Mantra (deiner Wahl).

Man kann auch das Wort „Gott“ als Mantra benutzen. Sprich es in Gedanken, wenn du ausatmest. In dem Maße, wie sich dein Körper entspannt, Gedanken und Gefühle zur Ruhe kommen, wird der Atem langsamer werden und Gedanken und Stimmungen werden dich weniger ablenken. Wenn deine Aufmerksamkeit verinnerlicht ist, „denke“ oder lausche auf das Mantra, anstatt es innerlich zu „sprechen“. Sollte deine Aufmerksamkeit abschweifen, lenke sie wieder zum Mantra zurück. Ist dein Geist still geworden, gib das Mantra auf und ruhe bis zum Ende der Meditation in dieser friedvollen Stille. Wenn Gedanken, Stimmungen, Erinnerungen oder gelegentliche geistige Bilder deine Konzentration stören, oder wenn du zu passiv und nur halb bewusst bist, nimm das Mantra wieder auf, bis du wieder wach und aufmerksam bist und deine Meditation mühelos fließt.

Wenn du eine Wortfolge als Mantra benutzt, rezitiere sie geistig oder „lausche“ auf das erste Wort mit deiner Einatmung, und auf das zweite Wort mit deiner Ausatmung. Denke daran die Ein- und Ausatmung auf natürliche Weise geschehen zu lassen. Es ist nicht notwendig diesen Vorgang willentlich zu steuern. Die Sanskrit-Mantren *„So-Ham"*, *„Ham-Sa"* oder *„Hong-Sau"* sind leicht anzuwenden und ihre Schwingungskraft hat eine beruhigende Wirkung auf unseren Geist. Falls du von deinem Guru ein Mantra bekommen hast, dann benutze dieses, ansonsten übe mit einem Mantra, von dem du dich angesprochen fühlst. Verwende, wenn du meditierst, jedesmal das gleiche Mantra.

Sinn und Zweck der Meditation ist es, unterbewusste Impulse, die Gedanken und mentale Vorgänge hervorrufen, zur Ruhe zu bringen. Normalerweise sind die Vorstufen von überbewussten Wahrnehmungen mit subtilen Gedanken und wechselnden Stimmungslagen vermischt. Reines Überbewusstsein, das frei von Gedanken und Gefühlen ist, wird dann erfahren, wenn das Bewusstsein klar ist und konzentrierte Aufmerksamkeit vorherrscht. Wenn du mit einem Mantra übst, kann es nach dem Ausatmen gelegentlich zu einer kurzen Pause kommen. Erkenne während einer solchen Atempause, dass die Gedanken noch subtiler werden und manchmal sogar ganz aufhören. Achte in diesen besonderen Momenten auch darauf, wie es sich fühlt, wenn dein Bewusstsein vollkommen klar ist. Mit etwas Übung kannst du dich dann willentlich in diesen klaren, gedankenfreien Bewusstseinszustand versetzen.

Auch wenn es uns mit der Zeit leicht fällt den Unterschied zwischen Bewusstsein, Geist und Körper zu erkennen, kann trotz allem unser Bewusstsein noch egozentrisch beeinflusst sein: begrenzt durch unsere falsche Vorstellung einer getrennten, unabhängigen Existenz. Was wir jetzt brauchen, ist ein Wechsel unserer Sichtweise, die zur Erfahrung und Erkenntnis unserer wahren Natur führen wird. Dann kann SELBST- und GOTTES-Verwirklichung erreicht werden.

Falls du während der Meditation Licht im spirituellen Auge wahrnimmst, lass deine Aufmerksamkeit dorthin fließen. Dieses Licht entsteht dadurch, dass bestimmte Gehirnbereiche stimuliert werden.

Es können auch subtile Klänge im Innenohr gehört werden; richte deine Aufmerksamkeit dorthin. Wenn du einen beständigen, fließenden Ton hörst, betrachte ihn als eine Ausdrucksform der OM-Schwingung. Lass dein Bewusstsein darin aufgehen und denke daran, dass Gott die Quelle dieser Schwingung ist. Erweitere dein Gewahrsein und fließe mit dem OM, um dein Bewusstsein der Ganzheit und Einheit wiederzugewinnen. Die Gegenwart Gottes ist gerade da, wo du jetzt bist. Versuche diese Realität zu akzeptieren, zu verstehen und in der Meditation zu erfahren. Halte nach der Meditation das Gewahrsein deines wahren SELBST aufrecht und bleibe in der Gott-Gegenwart verankert.

Die Erfahrung von innerem Licht und Ton hilft dir, während der Meditation deine Aufmerksamkeit nach innen fließen zu lassen. Solange sich deine Wahrnehmungen und Erfahrungen verändern, zeigt dies, dass du nicht die wahre Wirklichkeit und absolute Ganzheit des Seins erfährst, nach der du strebst. Versuche mit sanfter Bestimmtheit dein Bewusstsein über alle vergänglichen Wahrnehmungen und Erfahrungen hinaus zu erweitern. Kümmere dich nicht um die Endergebnisse deiner Meditationsübungen. Wende einfach die richtigen Techniken an, und die passenden Ergebnisse werden sich ganz natürlich entfalten. Die folgenden Übungsvorschläge kannst du in zwanzig oder dreißig Minuten durchführen. Wenn du noch bessere Ergebnisse erreichen möchtest, übe regelmäßig ein oder zweimal täglich:

- Wähle eine ruhige Umgebung und sitze aufrecht. Schaue mit offenen Augen ein paar Augenblicke geradeaus, bis du dich entspannt und ausgeglichen fühlst. Schließe dann deine Augen. Richte nun deine Aufmerksamkeit auf das spirituelle Zentrum zwischen und oberhalb der Augenbrauen und halte dein Bewusstsein an dieser Stelle.
- Beginne deine Meditation mit einem Gebet, um dich auf das Unendliche einzustimmen.
- Wenn die Meditation spontan einsetzt, gib dich dem Geschehen hin.
- Wenn du eine Technik benötigst, um körperliche Entspannung zu erreichen oder deinen Geist zu beruhigen, lausche auf dein Mantra,

bis sich deine Aufmerksamkeit vollkommen verinnerlicht. Nachdem Gedanken und Gefühle zur Ruhe gekommen sind und dein Bewusstsein ausgeglichen und ruhig ist, benötigst du keine Technik mehr. Ruhe in der Stille. Bleibe vollkommen wach. Sei nicht um das Ergebnis deiner Meditation besorgt. Betrachte regelmäßige, sorgfältige Meditation als deine spirituelle Pflicht.
- Gib dein Gefühl einer Eigenpersönlichkeit auf. Sei dir der EINHEIT bewusst. Ruhe im bewussten, ruhigen Gewahrsein dieser EINHEIT, bis du die Meditation beenden möchtest.
- Behalte den in der Meditation erreichten geistigen Frieden und deine emotionale Ruhe bei, während du deinen täglichen Pflichten nachgehst. Sei dir deines wahren Wesens bewusst, bleibe geduldig und immer auf Gott eingestimmt.

Falls du einfache körperliche Übungen oder Hatha-Yoga durchführst, experimentiere damit und finde heraus, ob es für dich nützlicher ist dies vor oder nach dem Meditieren zu tun. Einige Schüler berichten, dass ihnen nach körperlicher Aktivität die Meditation schwer fällt. Andere wiederum sagen, dass leichte Körperübungen auf sie eine entspannende Wirkung haben und sie deshalb besser meditieren können. Finde heraus, was für dich am besten wirkt.

Wenn du in Kriya-Yoga eingeweiht worden bist, wende die Techniken und Meditationsrichtlinien genau so an, wie sie dir dein Guru erklärt hat. Benutze immer dann dein Mantra, wenn du dein Nervensystem von Stress befreien und deinen Geist beruhigen willst. Du kannst es am Anfang einer längeren Meditation gebrauchen oder später, um deine Aufmerksamkeit von störenden Gedanken und Gefühlen wieder abzuziehen und dich erneut zu sammeln, wenn du zu passiv geworden bist.

Auch wenn du bereits täglich zwischen dreißig Minuten und einer Stunde meditierst, plane zusätzlich einmal in der Woche oder einoder zweimal im Monat eine längere Meditationssitzung.

Denke immer daran, dass ein ausgeglichenes, sinnvolles Leben genauso wichtig ist wie metaphysische Studien und deine Meditationspraxis. Denn auch die praktischen und intellektuellen Fähigkeiten und die Konzentration, die du als Ergebnis eines sinnvollen Lebensstils erwirbst, führen dazu, dass du die Wirklichkeit des EINEN BEWUSSTSEINS leichter verstehen und erfolgreicher meditieren kannst. Als Ergebnis deiner spirituellen Übungen klärt sich dein Bewusstsein und du wirst zu außerordentlichen Wahrnehmungen fähig. All dies trägt zu einem kreativeren und angenehmeren Leben bei.

Die Weisen sagen, dass die erleuchtetsten Schüler jene sind,
die erkannt haben, dass die Dinge der materiellen Welt
in Wirklichkeit BEWUSSTSEIN sind,
und die sich nicht durch die Zyklen von Geburt und Tod
beunruhigen lassen.

Sri Yukteswar

Bringe die Wogen der Gedanken und des Begehrens,
die deine Wahrnehmung der Wirklichkeit verschleiern, zur Ruhe,
indem du tief meditierst und nur für Gott alleine lebst.
Dann wirst du im Überbewusstsein alles so wahrnehmen,
wie es wirklich ist.

Paramahansa Yogananda

Meditation wird (spontan) erfahren,
wenn wir uns der innewohnenden Gegenwart Gottes gewahr werden.
Gott offenbart sich in uns, wenn wir unser Bewusstsein
von allen Denkmodellen und Vorstellungen der Dualität und Endlichkeit
befreien und klären.

Lahiri Mahasaya

Teil 2

Yoga-Sutren

Einführung in die Yoga-Sutren

Sutren (Sanskrit-Wortwurzel *siv*, nähen, verknüpfen) sind präzise geknüpfte „Fäden“ von Lehrkonzepten über ein bestimmtes Thema, die so lange meditativ kontempliert werden sollen, bis im Bewusstsein des Wahrheitssuchers ein intellektuelles und intuitives Verständnis für ihre Bedeutung erwacht. Das exakte Entstehungsdatum des ursprünglichen Sanskrit-Textes der *Yoga-Sutren*, die dem Weisen und Philosophen Patanjali zugeschrieben werden, ist nicht bekannt. Einige Gelehrte schätzen, dass sie mindestens zweitausend Jahre alt sind.

In Kapitel Eins werden die Zustände des Samadhi (überbewusste Zustände) erklärt und die verschiedenen Wege, wie man sie erreichen kann. In Kapitel Zwei werden die Grundlagen des Kriya-Yoga beschrieben. In Kapitel Drei wird über Siddhis (außerordentliche Fähigkeiten) berichtet, wobei Wert darauf gelegt wird, dass man Siddhis vorwiegend dafür benutzen soll, um Hindernisse beim spirituellen Wachstum zu beseitigen. In Kapitel Vier werden die Mittel dargelegt, durch welche Seelenfähigkeiten verwirklicht werden können und die Zeichen, die uns anzeigen, dass die letzten Stufen des Seelenerwachens, einschließlich der Befreiung des Bewusstseins, bevorstehen.

Lies, um einen Überblick zu bekommen, alle vier Kapitel hintereinander. Wenn du dich dann in einem ruhigen, meditativen Zustand befindest, beginne wieder mit Kapitel Eins und lies eine Strophe oder ein paar Verse über ein bestimmtes Thema. Kontempliere über die Bedeutung dessen, was du liest. Wenn möglich, nimm dir dafür regelmäßig jeden Tag Zeit.

Für einige der Sutren sind kurze ergänzende Bemerkungen angegeben, um ihre Bedeutung noch umfassender zu erklären.

KAPITEL 1

Samadhi und die Wege zur Vollkommenheit

1. Jetzt beginnt die Einführung in Yoga (Samadhi) in Übereinstimmung mit einer bestehenden Tradition.

Das Wort *„jetzt"* weist darauf hin, dass der Guru befähigt ist die yogischen Verhaltensweisen zu lehren, durch die Yoga (Überbewusstsein) erreicht werden kann, und dass er dazu die Autorität hat. Das Wort wird auch verwendet, um auszudrücken, dass der Student bereit ist zu lernen und zu üben. Die Gelegenheit dazu ist günstig, ein passender Moment, in dem der Schüler den Übergang zu einer höheren Wachstumsstufe erfahren kann.

In den Yoga-Sutren ist das Wort *„Yoga"* gleichzusetzen mit Samadhi: ein überbewusstes Gewahrsein, das sich vom normalen Bewusstseinszustand unterscheidet, ihn übersteigt und ihm überlegen ist. Wegen der vorherrschenden Einflüsse von grobstofflichen oder subtilen Aktivitäten des Geistes sind die normalen Bewusstseinszustände des Menschen getrübt, unvollkommen und begrenzt.

Der Hinweis auf *„bestehende Tradition"* weist darauf hin, dass das, was gelehrt wird, nicht neu, sondern ursprünglich und authentisch ist. Es ist universell anwendbar, weil es eine Fortsetzung der Übermittlung von Wissen ist, das erkannt, überprüft und von anderen bestätigt worden ist.

2. Yoga [Samadhi] wird erreicht, wenn die Bewegungen in unserem Geist zur Ruhe kommen, indem man sie unter Kontrolle bringt und zu ihrem Ursprung zurückführt.

Diese Sutra (yogah chitta vritti nirodha) beschreibt die exakten Mittel, durch die man beim Üben erfolgreich ist. *Yogah* (Samadhi) wird erreicht, wenn die *vrittis* (Bewegungen) in *chitta* (der bewusste und unbewusste Bereich unseres Denkens und Fühlens) durch die Übung des *nirodha* (zurückdrängen und zurückführen) in ihren inaktiven, schlafenden Zustand zurückgeführt werden.

3. Wenn die Bewegungen im Geist aufhören, ruht der Seher [der Wahrnehmende, das wahre SELBST] in seiner eigenen Natur.

4. Wenn er nicht in seiner eigenen Wesensnatur ruht, ist der Seher [das wahre SELBST] geneigt, sich mit den Geistes- und Gemütstätigkeiten und ihren verändernden Einflüssen zu identifizieren, die sich im Bereich des individualisierten Bewusstseins manifestieren.

Unsere wahre Natur ist REINES BEWUSSTSEIN. Aus diesem Grund wird die Essenz unseres Wesens erfahrbar, wenn unser Bewusstsein geklärt ist. Ruht unsere Aufmerksamkeit nicht im Gewahrsein des REINEN SEINS, ist unser Bewusstsein geneigt, sich mit geistigen und emotionalen Zuständen zu identifizieren, die durch unterschwellige Impulse, Erinnerungen oder äußere Sinneswahrnehmungen beeinflusst und verändert werden.

5. Die Bewegungen des Bewusstseins sind fünffach [und zweifach verschieden in ihrer Art und Weise]. Sie können bedrückend, schmerzvoll, unrein und mit begrenzenden Einflüssen ausgestattet sein. Oder sie können nicht bedrückend, nicht schmerzvoll, rein und frei von behindernden Einflüssen sein.

Diese Bewegungen des Bewusstseins sind Abwandlungen, Veränderungen und Schwankungen, denen das Bewusstsein unterliegt, wenn sich die Seele mit dem Geist identifiziert hat. Die Ursachen für schmerzvolle Veränderungen im Bewusstsein sind: mangelnde SELBST-Erkenntnis, Egoismus (falsches Selbstbild), Faszination und Anziehung von Äußerlichkeiten und unwesentlichen Dingen, eine Abneigung gegen das, was man nicht mag, oder gegen das, was uns Schmerz oder Unbehagen bereiten kann, und die Angst vor dem Tod und dem Danach. Diese Eindrücke verursachen Unbehagen, behindern unsere Aufmerksamkeit und stören so den freien Fluss schöpferischer Kräfte.

6. Die fünf Abwandlungen des individualisierten Bewusstseins sind wahres Wissen, falsche Wahrnehmungen [Illusionen], Phantasie [und Halluzination], Schlaf und Gedächtnis.
7. Die drei Mittel, um wahres Wissen zu erwerben, sind direkte Wahrnehmung, logisches Denken und das Zeugnis von wissenden Menschen.

Wahres Wissen (wahr, weil es durch Anwendung überprüfbar ist) kann durch direkte, ungetrübte Wahrnehmung erworben werden, durch Beobachtung und durch Lernen von anderen, die bereits wissend sind.

8. Illusionen sind ungenaue Wahrnehmungen.

Wenn wir uns nur auf unsere ungenau beobachteten Fakten verlassen, können unsere falschen Wahrnehmungen zu irrationalem Denken und unklugem Verhalten führen. Die grundlegende Illusion einer unerwachten Seele ist, dass sie sich von dem EINEN BEWUSSTSEIN – Gott – getrennt fühlt.

9. Phantasie ist ein geistiger Akt der Vorstellung, der nicht aufgrund der Wahrnehmung äusserer Objekte entsteht.

Illusionen beziehen sich auf Objekte (Dinge oder Umstände), die ungenau wahrgenommen werden. Phantasien, die rein geistig entstehen, haben keine äußere Ursache. Gewöhnliche Phantasien sind unregulierte Schöpfungen der Vorstellungskraft, ähnlich den Wachträumen, die in unserem Kopf vor sich gehen. Übermäßiges Schwelgen in Phantasie mag darauf hindeuten, dass man gerne der Wirklichkeit entfliehen möchte. Geben wir unserer Phantasie regelmäßig nach, oder entsteht sie aufgrund eines biochemischen Ungleichgewichts, durch Stress, Schlafentzug oder andere Ursachen, können sich Halluzinationen einstellen, die man dann fälschlicherweise als objektive Wirklichkeit empfindet.

10. Im Schlaf ist der Geist mit veränderter Wahrnehmung tätig, beobachtet und getragen vom SELBST.

Normaler Schlaf ist ein halb bewusster Zustand, der durch die nach innen gerichtete Aufmerksamkeit und durch dementsprechende physiologische Veränderungen charakterisiert ist. Wir sind niemals vollkommen unbewusst. Deswegen erinnern wir uns beim Erwachen, ob der Schlaf erholsam war oder nicht. In dem Maße, wie unser Bewusstsein durch ein zielstrebiges Leben und durch spirituelle Übungen geklärt ist, schlafen wir bewusster und die Träume, in denen unser Geist Informationen ordnet, werden klarer und geordneter. Schließlich kann man überbewussten Schlaf, einem tiefen meditativen Zustand ähnlich, erfahren.

11. Erinnerungen sind geistige Bilder von früheren Wahrnehmungen.

Was auch immer wir beobachten, fühlen, denken oder als Sinneswahrnehmung erfahren, wird in den unterbewussten Speicher des Bewusstseins als Erinnerung eingelagert (Sanskrit: *Samskara*). Erinnerungen befähigen uns vergangene Ereignisse mit gegenwärtigen Umständen in Beziehung zu bringen und erzeugen somit ein Gefühl für einen zeitlichen Ablauf. Schmerzvolle Erinnerungen, die mit Traumata und Unglück in Verbindung gebracht werden, können Gefühle des Unbehagens hervorrufen. Aber auch Erinnerungen an angenehme Ereignisse können, wenn man zu sehr daran hängt, ein Hindernis für ein sinnvolles erfolgreiches Leben sein. Wenn wir uns übermäßig mit verschiedenen Erinnerungen beschäftigen, führt dies zur Anhäufung neuer Eindrücke (durch Verknüpfung von ähnlichen Gedanken und Gefühlen). Auf diese Weise ist unser Bewusstsein ständig beschäftigt, und so werden die in uns wohnenden Fähigkeiten der Seele gehindert, sich klar auszudrücken.

12. Die Aktivitäten und Abwandlungen im individualisierten Bereich des Bewusstseins können durch richtige Meditation unterdrückt und durch Nichtverhaftung beherrscht und ausgelöscht werden.

Gedanken und Stimmungen, die unser Bewusstsein trüben und unsere Aufmerksamkeit ablenken, sollten reguliert und überwunden werden. Während der Meditation wird die Aufmerksamkeit konzentriert und nach innen gelenkt. Wenn wir während unserer alltäglichen Tätigkeiten unsere Gedanken, Stimmungen und Umstände ruhig und objektiv beobachten, beruhigt dies die Gedankenvorgänge und fördert unsere emotionale Ausgeglichenheit.

13. Von diesen zwei [Übungen: richtige Meditation und Nichtverhaftung], ist die eine Meditation: das Richten der konzentrierten Aufmerksamkeit auf ein ausgewähltes Objekt oder Ideal.

14. Durch beständiges und hingebungsvolles Üben erreicht man in der Meditation dauerhaften Erfolg.

Regelmäßige wachsame Meditation lenkt unsere Aufmerksamkeit von Störungen ab und richtet sie auf das gewählte Objekt oder Ideal, das man erfahren, oder über das man Bescheid wissen möchte. Beständiges, hingebungsvolles Üben führt zu überbewussten Wahrnehmungen, die eine deutliche Unterscheidung zwischen dem klaren Bewusstsein und den gewöhnlichen, begrenzten Wahrnehmungen ermöglichen.

15. Nichtverhaftung [eine objektive und neutrale Einstellung] wird erreicht, indem man jeglichem Begehren und instinktiven Trieben widersteht.

Hartnäckige Wünsche und instinktgebundene Triebe, die im Geist und Körper ihren Ursprung haben und nicht der Seele entspringen, können leicht abgelegt werden, indem man sie mit Abstand und in einer neutralen unpersönlichen Einstellung beobachtet.

16. Vollkommene Nichtverhaftung wird durch SELBST-Verwirklichung erreicht. Diese befähigt uns das Wirken der kosmischen Kräfte in der Schöpfung, die durch die innewohnenden Eigenschaften der Schöpfung reguliert werden, außer Acht zu lassen und zu übersteigen.

In der Schöpfung finden sich drei Eigenschaften, *Gunas* genannt, die das Wirken der kosmischen Kräfte regulieren. Die Eigenschaft von *Sattva-Guna* zeigt sich in Ordnung, Klarheit und Erleuchtung des Bewusstseins. *Rajas-Guna* zeigt sich in Bewegung und Veränderung. *Tamas-Guna* bewirkt Trägheit und Verdunkelung.

Diese drei Einflüsse können auch in unserem menschlichen Bewusstsein und in unserem Körper beobachtet werden. Unsere Gedanken und Stimmungen können positiv und erhebend, einem beständigen Wechsel unterworfen, oder dumpf und träge sein. Wir können uns körperlich leicht und frei fühlen, aber auch rastlos und aggressiv, oder schwer und apathisch. Um erfolgreich zu leben und ein schnelles Entfalten der Seelenqualitäten zu erfahren, wird empfohlen, dass wir *sattvische* (erhebende) Eigenschaften pflegen. Eigenschaften von *Rajas-Guna* (verwandelnde, umwandelnde Eigenschaften) sollten diszipliniert und zu höheren Zwecken umgelenkt werden. *Tamasische* (schwere, bewusstseinsverdunkelnde) Eigenschaften sollten sogar überwunden und vermieden werden. Dazu müssen wir eine ganz bewusste Wahl unserer Gedanken, Stimmungen, Handlungen, persönlichen Verhaltensweisen und Beziehungen treffen und auch unsere Nahrungsmittel auswählen. Unser gesunder Menschenverstand, unser intellektuelles Unterscheidungsvermögen, sowie unser Trachten nach vollkommenem Wohlergehen und geistiger Erleuchtung, müssen uns dabei leiten.

17. Der Samadhi der Weisheit wird sowohl von starken als auch von subtilen, feinen Gedanken begleitet, von ekstatischer Ruhe und Ausgeglichenheit, von [teilweiser] SELBST-Erkenntnis und der freudvollen Erfahrung des Einsseins mit dem UNIVERSALEN BEWUSSTSEIN.

Der *Samadhi der Weisheit* ist eine Vorstufe, in der verschiedene Wahrnehmungen gegenwärtig sind, einschließlich der Gedankenprozesse, die entweder stark vorherrschen oder auch extrem subtil in ihrer Intensität und in ihrem Charakter sind. Auch wenn dieser überbewusste Zustand von ungewöhnlichen und angenehmen Erscheinungen begleitet sein mag, ist er doch durch die vorhandenen Eigenschaften, die das Bewusstsein noch verändern können, und durch die Wirkung der Guna-Eigenschaften in der Schöpfung, beeinflusst. Obwohl dieser Zustand eine gewisse Einsicht in uns bewirkt, hat er keine bewusstseinsbefreiende Wirkung. Er kann jedoch motivierend sein, weil er uns Wahrnehmungsmöglichkeiten eröffnet, die es noch zu erforschen und zu verwirklichen gibt. Dieser Zustand sollte aber nicht als eine Endstufe betrachtet werden; genauso wenig sollten wir uns nicht an diese fließenden und vorübergehenden Wahrnehmungen subtilen Charakters verhaften.

18. Der andere Samadhi hinterlässt in unserem Bewusstsein einen bleibenden Eindruck.

Der *andere Samadhi*, den wir erfahren, wenn die Aktivitäten im Bereich unseres Bewusstseins aufhören, ist von transzendenter Art. Er hinterlässt einen Erinnerungseindruck (*Samskara*) in unserem Geist und schwächt, wegen seiner höheren Wirksamkeit, die störenden Eindrücke, die im Verlauf eines gewöhnlichen Ego-bezogenen Lebens entstehen, und löst sie auf.

19. Samadhi ohne vollkommene Erkenntnis ist nur vorübergehend. Man kann von diesem Zustand aus zu höheren Erkenntnissen fortfahren, oder auch wieder mit den grobstofflichen Bereichen und mit dem Schöpfungsgeschehen verwickelt werden.

Solange die SELBST-Verwirklichung noch nicht vollkommen ist, kann es trotz Verinnerlichung der Aufmerksamkeit sein, dass man dabei noch zu sehr mit der Schöpfung und ihren beeinflussenden Eigenschaften beschäftigt ist. Von dieser Ebene aus kann der Einfluss der Schöpfung überwunden werden, aber es kann auch sein, dass wir wieder mit ihren Aspekten, den Gunas, verwickelt werden. Das Ergebnis hängt vom Bewusstseinszustand des Wahrheitssuchers ab, und worauf seine Aufmerksamkeit gerichtet ist.

20. Der andere Samadhi kann durch die Erkenntnis des SELBST, durch diszipliniertes Streben, Begeisterung, aufmerksame Meditation und durch das Erwachen der Weisheit erreicht werden.

Dieser *andere [reine] Samadhi*, der in der Befreiung des Bewusstseins resultiert, wird durch rechtes Bestreben, wiederholte überbewusste Meditationserfahrungen und durch eine spontane SELBST-Offenbarung der Erkenntnis erfahren.

21. Für jene, die intensiv üben und schnellen Fortschritt machen, ist Samadhi nahe.

22. Für jene, die nach Samadhi streben, hängt der Fortschritt von ihrem Bemühen ab, davon, ob sie mäßig, mittelmäßig, oder fleißig und gründlich üben.

23. Samadhi kann äußerst schnell durch Hingabe [unseres Ego-Bewusstseins] an Gott erreicht werden.

Der Egoismus, das irrtümliche Gefühl einer getrennten Existenz, ist das größte Hindernis zur SELBST- und GOTT-Verwirklichung. Wenn sich das Gefühl des Ego geläutert hat, löst sich die Illusion des Getrenntseins von Gott auf.

24. Gott ist nicht durch die Schöpfung oder durch Karma begrenzt.

Gott, die Ausdrucksform des EINEN BEWUSSTSEINS, die sich als die Universen manifestiert und sie lenkt, wird weder durch die Eigenschaften und das Wirken der Schöpfung, noch durch verursachende Einflüsse (*Karma*) und deren Auswirkungen in den äußeren Bereichen begrenzt.

25. Gott ist allwissend, allmächtig und allgegenwärtig.

26. Gott, jenseits von Raum, Zeit und Karma, ist der wahre Guru, der Lehrer, auch der altehrwürdigen Weisen.

Ein verkörperter Guru (Lehrer) kann uns Information über Gott und die kosmischen Vorgänge vermitteln. Er kann uns erklären, wie wir sinnvoll und wirksam leben sollen und er kann uns Richtlinien für spirituelles Üben erteilen. Seelenbefreiendes Wissen, das der Seele innewohnt, enthüllt sich von innen heraus. Verkörperte Lehrer sind nur Stellvertreter der WAHRHEIT; Gott allein ist der wahre Guru.

27. OM ist die Ausdrucksform, in der sich Gott offenbart.

Die Klangschwingung, die aus Gottes Bewusstsein hervorströmt, wird als OM (das Wort) bezeichnet. Ihre Gegenwart ist der Beweis für die Existenz ihres Ursprunges.

28. Meditation über OM führt zur Erkenntnis seiner Bedeutung und zu SELBST- und GOTT-Verwirklichung.

Wenn die Aufmerksamkeit des Meditierenden nach innen gerichtet ist und das Bewusstsein von Geist und Sinnen zurückgezogen wird, werden subtile Klänge hörbar. Wenn anfängliche Klangfrequenzen verschwinden und der ständig fließende Klang von OM hörbar wird, können wir auf OM lauschen, mit dem Ton verschmelzen und dabei über seinen Ursprung, das EINE BEWUSSTSEIN, kontemplieren.

29. Durch sorgfältige Meditation über Gott kann man zur Gottes-Erkenntnis gelangen, und damit sind alle Hindernisse beseitigt.

30. [Einige] Hindernisse zum Erreichen des Samadhi sind Krankheit, Zweifel, Nachlässigkeit, philosophische Verwirrung, das Versäumnis Fortschritte zu machen, Verhaftung an Sinnesfreuden, falsche Wahrnehmungen und geistige Ablenkungen.

Wenn wir Gott-verwirklicht sind, ist unser Bewusstsein klar, und Schwierigkeiten, die auf begrenzenden Bewusstseinszuständen beruhen, hören auf zu existieren. Solange wir noch nicht Gott-verwirklicht sind, sollten alle Umstände und Bedingungen, die unser spirituelles Wachstum behindern, durch aufmerksames persönliches Bemühen verringert und beseitigt werden. Wenn wir Krankheit vermeiden wollen und Heilung wünschen, sollten wir eine geregelte Lebensweise wählen, die zu stabiler Gesundheit beiträgt. Zweifel kann durch Glaube ersetzt werden. Nachlässigkeit kann überwunden werden, indem wir uns positive Eigenschaften zu eigen machen und unser persönliches Verhalten verbessern. Philosophische Verwirrung können wir beseitigen, indem wir exakte Information über Gott, die Seele und die Schöpfung erwerben und auch darüber, wie wir die Entfaltung unserer innewohnenden Qualitäten der Seele fördern. Fortschritt in spirituellem Wachstum kann durch konstruktives Leben und durch richtiges Meditieren erfahren werden. Geistige und emotionale Instabilität können wir ersetzen, indem wir Friedfertigkeit fördern, Selbstvertrauen und emotionale Reife entwickeln. Verhaftungen jeglicher Art können wir durch einen willensstarken Entschluss zurückweisen, und indem wir uns Übungen widmen, die schnelles spirituelles Wachstum fördern. Geistige Zerstreuung können wir durch ein zielbewusstes Leben, durch Verbesserung unserer Konzentration, durch Gebet und regelmäßige überbewusste Meditation beseitigen.

31. [Einige] Symptome geistiger Zerstreutheit sind Sorge, Ängstlichkeit, Unruhe des Körpers und unregelmäßige Atmung.

32. Um diese Störungen zu überwinden und aufzulösen, sollte man über ein Objekt [wie OM oder irgendeinen anderen Aspekt Gottes] meditieren.

33. Der individualisierte Bereich des Bewusstseins beruhigt und klärt sich durch Gedanken [und Gefühle] der Freundschaft, des Mitgefühls, der Freude und der Gelassenheit, und dadurch, dass man über seine zukünftige Vervollkommnung kontempliert.

34. All diese Hindernisse können durch die Praxis des Pranayama überwunden werden.

Pranayama wird geübt, indem wir die Ein- und Ausatmung regulieren und dadurch die Lebenskräfte frei und ungehindert zum Fließen bringen. Wenn der Fluss der Lebenskräfte nicht behindert ist, geschieht Pranayama auch auf natürliche Weise. Pranayama-Übungen sollten nur von einem qualifizierten Lehrer erlernt werden.

35. Die Wahrnehmung subtiler kosmischer Kräfte, ihres Wirkens und ihrer Manifestationen, verursacht im Bewusstsein des Meditierenden Veränderungen, was zu geistiger Stabilität beiträgt.

Wenn wir uns der subtilen Vorgänge, die in uns stattfinden, bewusst werden, können wir durch Identifikation mit förderlichen, höherführenden Einflüssen eine positive Veränderung unserer geistigen Einstellung und unserer Bewusstseinszustände erfahren.

36. Veränderungen, die zu geistiger Stabilität beitragen, geschehen auch aufgrund eines natürlichen klaren und strahlenden [sattvischen] Geisteszustandes.

37. Indem man die Tugenden und Bewusstseinszustände von Vorbildern und Heiligen nachahmt und verwirklicht, wird das Bewusstsein des Wahrheitssuchers ruhig und ausgeglichen.

Wenn wir die geistige Einstellung und die Verhaltensweisen von Menschen, die bereits Erkenntnis besitzen und dies im Leben umsetzen, annehmen, können auch wir davon großen Nutzen erfahren.

38. Das Bewusstsein kann auch geklärt werden, indem man Wissen über das Träumen und über den traumlosen Schlaf erwirbt.

Wenn wir uns des natürlichen, reinen Bewusstseinszustandes bewusst sind, erkennen wir, dass normale Wach- und Schlafzustände nur Wellen des Geistes sind, denen man nicht erlauben muss, dass sie unser immerwährendes SELBST-Gewahrsein stören.

39. Das Bewusstsein wird auch geklärt durch wache Meditation über ein gewähltes, uns angenehmes Objekt der Aufmerksamkeit.

Wir werden leicht und mühelos meditieren, wenn das Objekt der Aufmerksamkeit für uns attraktiv und angenehm ist. Am Anfang des Übens können wir ein *Mantra* verwenden, um unsere Aufmerksamkeit zu konzentrieren und um physische Entspannung und geistige Ruhe zu erreichen. Wenn die Gedanken zur Ruhe gekommen sind und die Aufmerksamkeit nach innen gerichtet ist, können wir über das innere Licht, über OM oder über irgendeinen Aspekt Gottes meditieren, aber auch mit sanftem Nachdruck nach SELBST-Erkenntnis und nach Verwirklichung des REINEN BEWUSSTSEINS streben.

40. Durch meditative Kontemplation kann man Meisterschaft über die Materie erwerben, und zwar vom kleinsten Teil bis zum Unendlichen.
41. Wenn das Bewusstsein klar ist, reflektiert es genau das, was ihm dargeboten wird.
42. Wenn das Bewusstsein des Wahrheitssuchers wegen geistiger Tätigkeit noch unruhig und unausgeglichen ist, werden einsichtige Erkenntnisse mit unwillkürlichen Gedanken und Illusionen vermischt.

Während der Vorstufen zu überbewussten Zuständen werden klare Wahrnehmungen, Gedankenströme und auch trügerische Ideen miteinander vermischt. Diese Störungen und Ablenkungen können verringert oder vermieden werden, indem wir sie ignorieren. Sie können endgültig ausgelöscht werden, indem wir geistige und emotionale Ruhe pflegen und unser Bewusstsein mit OM und dem REINEN BEWUSSTSEIN verschmelzen.

43. Wenn man im Samadhi ohne gedankliche Tätigkeit verankert ist, reflektiert das Bewusstsein des Meditierenden die Wirklichkeit des REINEN BEWUSSTSEINS.
44. Durch diese Erkenntnis verstehen wir sowohl den Samadhi, der noch von Gedankenvorgängen beeinflusst ist, als auch jenen Samadhi, der frei von jeglicher geistiger Bewegung ist.
45. Ein Samadhi [eine Stufe des Samadhi], der noch von subtilen Eigenschaften der Gunas und ihren Eigenschaften beeinflusst ist, bleibt so lange bestehen, bis sich das Bewusstsein total von der Identifikation mit dem Bereich der feinstofflichen uranfänglichen Schöpfung löst.

Auch wenn der Geist ruhig ist und überbewusste Zustände erfahren werden, kann das Bewusstsein des Wahrheitssuchers noch in gewisser Weise von den drei Eigenschaften der Schöpfung beeinflusst sein. *Tamasische* Einflüsse können teilweise die Wahrnehmungen des Meditierenden stören oder verhüllen und dazu führen, dass sich der Wahrheitssucher an angenehme Wahrnehmungen verhaftet. Einflüsse von *Rajas-Guna* können zu astralen Wahrnehmungen und ekstatischen Zuständen beitragen, die für uns interessant und vielleicht angenehm sind, doch die Aufmerksamkeit des Wahrheitssuchers an die Welt der Erscheinungen bindet. Nur *sattvische* Einflüsse tragen zur Erleuchtung bei.

46. Vorstufen des Samadhis werden noch von den Bewegungen des Geistes begleitet.

47. Wenn das Bewusstsein geklärt ist, offenbart sich die Wirklichkeit des wahren SELBST.

48. Das Bewusstsein macht dann eine direkte Erfahrung der WAHRHEIT.

49. Wissen, das durch Unterhaltung, durch Lesen von Büchern, durch gewöhnliches Lernen, sowie durch die Vorstufen des Samadhi erworben wird, unterscheidet sich von intuitivem Wissen.

Erworbenes Wissen ist nützliche Information. Intuitives Wissen ist direktes Wahrnehmen von dem, was wahr ist.

50. Geistige Eindrücke, die man beim Samadhi der Weisheit sammelt, hindern, schwächen, transformieren und lösen andere geistige Eindrücke auf, und erzeugen bleibende, positive Veränderungen.

Die höheren Einflüsse von überbewussten Zuständen erleuchten unseren Geist, schwächen suchthafte Neigungen, lösen Eindrücke in unserem Geist auf, klären das Bewusstsein und lassen Verhaltensweisen zu, die von unserem wahren SELBST bestimmt sind. Der spirituelle freie Zustand, der sich daraus ergibt, befähigt den Wahrheitssucher ohne karmische Zwänge zu leben, und dabei sein Erwachen zu vollständiger SELBST- und GOTT-Verwirklichung fortzusetzen.

51. Nachdem die starken geistigen Eindrücke aufgelöst sind, lösen sich auch die förderlichen geistigen Eindrücke der Samadhi-Zustände auf. Dann besteht GOTT-Verwirklichung.

Wenn Geist und Ego geklärt sind, ist die vollkommen erleuchtete Seele von all dem, was früher ihr Bewusstsein begrenzte, befreit.

KAPITEL 2

Kriya-Yoga

1. **Askese, Studium und Hingabe an Gott sind die Mittel zur vollkommenen Konzentration. Aus diesen Übungen besteht der Weg des Kriya-Yoga.**

Askese – diszipliniertes Regulieren, Meistern und Handhaben der Sinnes- und der Geisteseindrücke, ein Anpassen der geistigen Einstellung und eine Veränderung des Verhaltens – führt zu psychologischer Umwandlung, die das Seelengewahrsein von gewohnten Verhaftungen und irrtümlichen Vorstellungen befreit.

Studium beinhaltet die sorgfältige Analyse unseres wahren Wesens und der Natur des BEWUSSTSEINS mit seinen Stufen und Ausdrucksformen.

Hingabe an Gott wird erreicht, indem wir das illusorische Gefühl einer getrennten Existenz aufgeben, und unser Bewusstsein mit dem EINEN BEWUSSTSEIN verschmelzen lassen.

Kriyas sind „Handlungsweisen" zur Förderung psychischer und physischer Gesundheit und spirituellen Wachstums. Das Ergebnis eines sorgfältigen Übens führt zu *Yoga* (Samadhi), der Wiedervereinigung des Seelenbewusstseins mit der Ganzheit des EINEN BEWUSSTSEINS.

2. **Kriya-Yoga wird ausgeübt, um alle Hindernisse, die dem Erreichen des Samadhi der GOTT-Verwirklichung im Wege stehen, zu schwächen und zu beseitigen.**

3. Die begrenzenden Einflüsse, die zu Schmerz und Leid führen und der GOTT-Verwirklichung im Wege stehen, sind Egoismus, Illusionen, Verhaftungen, Abneigungen und Verwirrung über den Vorgang der Geburt und des Todes.

4. Die Hauptursache für alle begrenzenden Einflüsse, und seien sie nur schlummernd, schwach oder stark und ungestört in ihrem Wirken, ist die unvollkommene Wahrnehmung der wahren Natur des BEWUSSTSEINS.

Ein fehlerfreies Verständnis der Wirklichkeit des EINEN BEWUSSTSEINS ist nur möglich, wenn wir SELBST-verwirklicht sind. Solange wir nicht vollkommen zur Wahrheit erwacht sind, kann es hilfreich sein, unsere Intelligenz und Intuition zu benutzen, um den Unterschied zwischen unserem Bewusstseins und den verschiedenen, von Körper und Geist hervorgerufenen Bewusstseinszuständen festzustellen. Wir werden erkennen, dass derjenige, der beobachtet, nicht der ist, der beobachtet wird. Wir wissen dann: „Ich bin weder Körper noch Geist." Solange wir uns mit Körper und Geist identifizieren, neigt unser Bewusstsein dazu, sich von geistigen und körperlichen Umständen beeinflussen zu lassen.

Spirituelles Wachstum wird nicht durch unser sinnvolles Handeln und von bestimmten Übungen *verursacht*. Spirituelles Wachstum geschieht spontan, wenn durch unser Tun oder durch überbewusste Einflüsse innere Begrenzungen geschwächt oder beseitigt werden. Auch wenn wir uns mit Übungen beschäftigen, die geistige und körperliche Hindernisse beseitigen, damit sich unser Bewusstsein frei ausdrücken kann, ist es wichtig, dass wir uns stets bewusst sind, eine unsterbliche Seele zu sein.

5. Die Unkenntnis über die Wahrheit bewirkt, dass wir irrtümlicherweise das Vergängliche als das Ewige ansehen, dass wir das Unreine für das Reine halten, dass wir das Schmerzliche für das Angenehme halten, und dass wir annehmen, dass das Ego unser wahres SELBST ist.

6. Egoismus resultiert aus der Identifikation des Seelengewahrseins mit dem Geist und der grobstofflichen Materie.

Ohne das Wissen um den Ursprung des Universums meint die Seele, die Schöpfung würde ewig bestehen. Sie sieht gewöhnliche „sogenannte normale“ Umstände als ideal und befriedigend an, und sie meint, dass das begrenzte, Ego-verhaftete Bewusstsein ihr wahres Wesens sei. Genau das Gegenteil ist wahr: Universen entstehen und vergehen, gewöhnliche Umstände sind vergänglich, und das Gefühl einer getrennten, eigenständigen Existenz ist illusorisch.

7. Übermäßige Beschäftigung mit angenehmen Empfindungen und Dingen übt eine große Anziehungskraft aus und verursacht Verhaftungen.

8. Unbehagen oder Schmerz erzeugt Abneigung.

Angenehme Gefühle müssen nicht den freien Ausdruck der Seele behindern. Es ist die Faszination und starke Verhaftung an angenehme Gefühle, Umstände und die dazu gehörenden Gewohnheiten, die unser Seelenbewusstsein begrenzen und am freien Ausdruck hindern.

Eine *Abneigung* gegen etwas zu fühlen, von dem wir wissen (oder glauben), dass es uns Schmerz oder Unbehagen bereitet, ist eine normale Schutzreaktion. Ego-verhaftete Seelen mit persönlichen Charakterzügen, die sich mit gewöhnlichen Umständen und Verhältnissen identifizieren, empfinden oft Abneigung gegenüber den Wahrheiten des Lebens und gegenüber spirituellen Übungen. Das würde nämlich ihre Auffassung über sich selbst und über ihre bestehenden Umstände ändern.

9. Die Sehnsucht nach dem Tode [dem Nicht-Sein], aber auch nach dem instinktiven Wunsch zu leben, ist tief in uns verankert, sogar im Weisen.

Der Drang zum Nicht-Sein wird durch *tamasische* Einflüsse verursacht, die das Bewusstsein verdunkeln, und somit zur Unbewusstheit drängen. Für spirituell unerwachte Seelen kann, aus Angst vor dem Tod, der Drang zu leben sehr stark ausgeprägt sein, und mit starker Verhaftung an die eigene Persönlichkeit und an die vorherrschenden Umstände einhergehen. Für Seelen, die sich nach spirituellem

Wachstum sehnen, wird der Lebenswille durch die innewohnende Neigung nach ewiger Bewusstheit und Erkenntnis getragen sein.

10. **Begrenzende feinstoffliche Einflüsse können überwunden werden, indem man sie in ihren Ursprung entlässt.**

11. **Begrenzende grobstoffliche Einflüsse kann man durch überbewusste Meditation und erwachte Erkenntnis beseitigen.**

Wenn die behindernden Einflüsse (Egoismus, Illusionen, Verhaftungen, Abneigungen, Verwirrung über die Vorgänge von Geburt und Tod, karmische Bedingungen), die zu Schmerz und Leid führen, und die sich auf dem Weg zur GOTT-Verwirklichung störend auswirken, nur schwach sind, können sie durch folgende Maßnahmen überwunden werden: Identifikation mit dem wahren SELBST, rationales Denken, Entsagung, angemessenes Verhalten sowie exakte Information über die Reise der Seele durch Zeit und Raum. Sollten einige dieser genannten Hindernisse besonders ausgeprägt sein, können sie durch regelmäßige Meditation geschwächt und beseitigt werden.

12. **Eine Anhäufung von Karma, das durch die Hauptursache aller Begrenzungen entstanden ist, kann in diesem Leben oder einem anderen Lebenszyklus seine Auswirkungen verursachen.**

Die *Hauptursache aller Begrenzungen* – der Grund aller Probleme und allen Unglücks, weil sie unser Bewusstsein trübt und die Wahrnehmung verzerrt – ist die Täuschung (die fälschliche Auffassung), dass man jemand anderer ist als das unsterbliche spirituelle Wesen, das seit jeher in dem unendlichen Ozean des göttlichen BEWUSSTSEINS gegründet ist.

13. **Solange es Ursachen gibt, können sich ihre Auswirkungen manifestieren und zu Freud oder Leid beitragen.**

14. **Lust oder Schmerz, Freud oder Leid können durch schöpferische oder zerstörerische Ursachen, die wir selbst gesetzt haben, entstehen.**

15. Aufgrund der Existenz von schlummernden geistigen Eindrücken und dem Wirken der in der Schöpfung herrschenden kosmischen Kräfte, besteht auch inmitten von erfreulichen Lebensumständen die Möglichkeit für Leid.

Einige unterbewusste geistige Eindrücke (karmische Bedingungen) lassen Umstände entstehen, die man sofort als einschränkend oder schmerzhaft empfindet. Angenehme Umstände, die durch unseren persönlichen Einsatz hervorgerufen wurden, können spirituelles Wachstum dann verhindern, wenn wir uns geistig und emotional an sie verhaften, oder wenn diese Umstände nur durch karmische Einflüsse entstanden sind. Auch wenn großes Glück erfahren wird, kann sich der dafür karmisch verantwortliche Einfluss abschwächen, und schließlich vollkommen aufhören. Ein unbedachter Lebenswandel kann unsere Körper-Geist-Konstitution in ein Ungleichgewicht bringen. Es besteht die Möglichkeit, dass schlafende karmische Eindrücke aktiviert werden. Durch einen ungleichmäßigen Einfluss der Gunas kann psychische Unruhe und körperliche Disharmonie hervorgerufen werden. Langeweile und Sinnlosigkeit können zu Apathie beitragen, und auch der Gedanke, dass wir eines Tages den Körper verlassen müssen, mag uns Schmerz bereiten.

16. Wenn sich die Ursachen für Schmerz und Leid noch nicht manifestiert haben, kann ihre Auswirkung vermieden werden.

17. Leid entsteht dadurch, dass sich die Seele übermäßig mit Geist, Gefühl und Körper, und den damit verbundenen Prozessen identifiziert.

Wenn du die Übungen, wie sie in dieser Abhandlung beschrieben werden, anwendest, kannst du deine persönlich gesetzten Ursachen, die das Potenzial in sich tragen, schmerzhafte oder begrenzende Geschehnisse und Umstände hervorzurufen, schwächen und beseitigen. Der unmittelbare Weg, um zukünftiges Leid und Unglück zu vermeiden, ist, zu SELBST-Bewusstsein zu erwachen. Das führt dazu, dass die ursächlichen, bewusstseinsbeschränkenden Gewohnheiten unseres Ego-bezogenen Wesens und auch unsere fälschliche Identifikation mit Körper und Geist aufgegeben werden. Wenn man erleuchtet ist, sind die Wahrnehmungen fehlerfrei. Unsere Verhaltensweisen sind weise, und die unterstützende, erlösende Gnade kann sich frei entfalten.

18. Der manifestierte Bereich dient dem BEWUSSTSEIN als Ausdrucksfeld, mit dem Ziel der schließlichen Befreiung. Er besteht aus den Elementen, aus den Kräften der Wahrnehmung, des Denkens und Handelns und wird durch die der Schöpfung zugrunde liegenden Eigenschaften beeinflusst.

Von Gott ausströmend fließt eine schöpferische Kraft und manifestiert den Bereich der uranfänglichen Schöpfung (OM und seine Ausdrucksformen als Raum, Zeit und kosmische Kräfte). Aus diesem Bereich der uranfänglichen Schöpfung manifestiert sich das Universum in sichtbarer Form. Alle Ausdrucksformen der Schöpfung dienen dem BEWUSSTSEIN als Möglichkeit zum Ausdruck.

19. Die [drei] der Schöpfung zugrunde liegenden Eigenschaften weisen vier Ausdrucksformen auf, die im Einklang mit ihren grobstofflichen und feinstofflichen Erscheinungsformen stehen: die manifestierten, die unmanifestierten, die sich offenbarenden und die eigenschaftslosen Ausdrucksformen.

Es gibt *16 manifestierte Ausdrucksformen*:
Erde, Feuer, Wasser, Luft und Äther (kosmische Materie im Raum), fünf Sinnesorgane, fünf Organe des Handelns und den Geist.

Die *sechs unmanifestierten Ausdrucksformen* bestehen aus:
den fünf feinstofflichen Entsprechungen (jene, die der äußeren Manifestation vorausgehen) und dem Gefühl des Ego.

Die *sich offenbarende Ausdrucksform* wird durch ihr Wirken erkannt. Es ist die Fähigkeit des Intellekts, durch den die inkarnierte Seele Wissen erlangen kann.

Die feinstofflichen Ausdrucksformen der kosmischen Kräfte, die *keinerlei Eigenschaften aufweisen*, befinden sich im inneren Bereich der uranfänglichen Schöpfung und ermöglichen die Manifestation des Universums.

20. Das SELBST bleibt immer REINES BEWUSSTSEIN und unberührt von dem, was es wahrnimmt.

So wie Gott weder durch den Kosmos, noch durch das darin ablaufende Geschehen begrenzt ist, so müssen auch wir uns nicht durch das, was wir beobachten, begrenzen oder beschränken lassen. Wenn wir in der SELBST-Verwirklichung gefestigt sind, können wir die Erinnerungen, Gedanken, Gefühle und äußeren Erscheinungen ohne Verdunkelung und Bewusstseinstrübung beobachten und angemessen mit ihnen umgehen.

21. Der Zweck [der Existenz] des Universums liegt darin, dem BEWUSSTSEIN ein Ausdrucksfeld zu ermöglichen.

Das Universum, das durch Impulse aus dem Wesen Gottes entstanden ist, existiert so lange als ein Ausdrucksfeld für göttliches BEWUSSTSEIN und seine Ausdrucksformen, bis es in den uranfänglichen inneren Bereich der Schöpfung zurückgezogen wird. Nach einer Ruhepause, in der sich die kosmischen Energien des Urstoffes der Schöpfung in einem Zustand des Gleichgewichts befinden, wird ein erneutes Universum manifestiert. Seelen, die vor der Auflösung eines Universums keine vollkommene Befreiung erreicht haben, werden wieder mit dem sich neu entfaltenden Universum verwickelt, um ihre Erfahrungen und ihr spirituelles Wachstum fortzusetzen.

22. Obwohl das Universum von dem SELBST, das es bereits transzendiert hat, nicht mehr wahrgenommen wird, existiert es weiterhin für Seelen, die in Verbindung damit stehen.

23. Die von Gott ausströmenden kosmischen Kräfte vermischen sich mit dem Bereich der feinstofflichen uranfänglichen Schöpfung und bewirken, dass sich das Seelengewahrsein damit identifiziert.

24. Die Ursache der Identifikation der Seele mit Geist und Materie ist unvollkommenes Gewahrsein des eigenen wahren Wesens.

25. Wenn die Täuschung der Seele, aufgrund ihrer Identifikation mit der Materie, beseitigt wird, verschwindet die Unwissenheit – und absolute Freiheit wird erfahren.

Der GEIST Gottes (das Leben) erleuchtet den Bereich der uranfänglichen Schöpfung und reflektiert sich darin als individualisierte Ausdrucksform REINEN BEWUSSTSEINS. Es ist die wahre Essenz, das SELBST jeder Person oder Kreatur. Als Seelen werden individuelle Ausdrucksformen des REINEN BEWUSSTSEINS bezeichnet, die das illusorische Gefühl einer unabhängigen Existenz (Egoismus, das Gefühl von Gott getrennt zu sein) annehmen und sich mit geistigen und physischen Eigenschaften identifizieren. Die Befreiung des Bewusstseins erfolgt, wenn sich das Gewahrsein des SELBST von der hartnäckigen Identifikation mit geistigen und physischen Eigenschaften löst, und sich auch von der Identifikation mit den in der Schöpfung vorherrschenden drei Eigenschaften und kosmischen Kräften befreit.

26. Unerschütterliche und intuitive Gotterkenntnis ist das Mittel, das von der Täuschung verursachtes Leid beseitigt.

27. Für den einsichtigen Gottsucher erfolgt die Beseitigung der Hindernisse zur SELBST-Verwirklichung in sieben aufeinanderfolgenden Stufen.

Während der *ersten Stufe* des Erwachens erkennt man die Hindernisse, die beseitigt werden müssen, damit eine weitere Entfaltung geschehen kann. Diese Einsicht ermöglicht dann ein weises, konzentriertes und erfolgreiches Vorgehen.

Das Ziel der *zweiten Stufe* ist erreicht, wenn man Begrenzungen, die das Potenzial in sich tragen uns Schmerz oder Unglück zu verursachen, so weit neutralisiert hat, dass sie uns in Zukunft kein Leid mehr zufügen können.

Die *dritte Stufe* ist erreicht, wenn uns häufige überbewusste Zustände das Erkennen von feinstofflicheren Bewusstseinsebenen ermöglichen.

Die *vierte Stufe* ist erreicht, wenn der Meditierende die Beziehung zwischen Seele und Geist, sowie zwischen innerem und äußerem Geschehen vollständig verstanden hat.

Auf der *fünften Stufe* bleibt das Seelengewahrsein von den Eindrücken im geistigen Bereich unbeeinflusst.

Die *sechste Stufe* ist die Stufe der GOTT-Erkenntnis. Kosmische Kräfte besitzen keine Macht mehr, und hören auf, das klare Seelengewahrsein zu beeinflussen.

Auf der *siebten Stufe* verweilt die Seele beständig in der bewussten Erkenntnis ihres wahres Wesens, des REINEN SEINS, da sie nun von allen physischen und geistigen Begrenzungen und auch von den Einflüssen der Schöpfung befreit ist.

28. Durch das Ausüben der Yogadisziplinen werden begrenzende Einflüsse abgeschwächt und eine Klärung des Bewusstseins erreicht, das zu Unterscheidungskraft und Erkenntnis [Erleuchtung] führt.

Kluges und richtiges Üben führt zur Läuterung des Bewusstseins und ermöglicht so die direkte Wahrnehmung dessen, was wirklich ist.

29. Acht Übungsstufen führen den Gottsucher zu Gotterkenntnis und zur Befreiung des Bewusstseins: Ablegen von schädlichen Verhaltensweisen, tugendhafte Lebensführung, stabile Meditationshaltung, Regulierung und Umwandlung der Lebenskräfte, Verinnerlichung der Aufmerksamkeit, Konzentration, Meditation und Samadhi.

Durch die Verwirklichung der acht Übungsstufen erfährt der Schüler psychische und physische Gesundheit, geordnete Verhältnisse und die volle Unterstützung der gesamten Schöpfung. Das Karma vergangener Handlungen wird aufgelöst, unterschwellige Antriebe beruhigen sich, sein Bewusstsein wird geklärt, und die Erkenntnis und Verwirklichung des Einsseins ist vollständig und anhaltend.

30. Es gibt fünf Enthaltungen, die es zu vervollkommnen gilt: Vermeidung von Gewalt, der Unwahrhaftigkeit, des Diebstahls, der Verschwendung von Lebensenergie, und der Habgier.

31. Diese Enthaltungen sind allgemein gültig, weil ihre Anwendung nicht auf eine bestimmte Zeit oder auf kulturelle Umstände begrenzt ist.

Schülern auf dem geistigen Pfad, die sich nach Befreiung des Bewusstseins sehnen, wird geraten, beständig und engagiert diese grundlegenden Prinzipien anzuwenden. Dabei ist es unbedeutend, in welchem Zeitalter oder in welcher Kultur man lebt.

32. Es gibt fünf Verhaltensweisen, die es zu pflegen und zu vervollkommnen gilt: Reinheit, Zufriedenheit, Herrschaft über geistige und sinnliche Antriebe, Studium der Natur des BEWUSSTSEINS und Hingabe an Gott.

33. Um zerstörerische Antriebe zu neutralisieren und zu überwinden, sollten dafür entgegenwirkende Kräfte eingesetzt werden, indem man förderliches und aufbauendes Handeln wählt.

34. Unterbewusste und instinktive Triebe und Neigungen können schwach, mäßig oder stark sein. Da sie die Ursache für Schmerz und Leid sein können, sollten sie durch moralisches Handeln ersetzt werden.

Die Wurzel schädlicher Triebe und Neigungen liegt in der Unwissenheit. Diese Neigungen erzeugen in uns Gedanken und Gefühle, die uns wiederum zu Handlungen veranlassen, die uns oder anderen schaden können. Durch aufbauendes, konstruktives Denken, emotionale Reife und richtiges Verhalten können wir diese Neigungen schwächen. Dies ist der beste Weg, um eine psychologische Umwandlung zu beschleunigen, was wiederum unser Bewusstsein läutert und spirituelles Wachstum ermöglicht.

35. In der Gegenwart einer Person, die vollkommen in Gewaltlosigkeit gegründet ist, geben alle lebenden Geschöpfe ihre Feindseligkeit auf.

Hass (Böswilligkeit, Feindseligkeit) kann in der Gegenwart eines Menschen, der die Tugend der Gewaltlosigkeit vollkommen in sich verwirklicht hat und Mitgefühl und Verständnis ausstrahlt, nicht bestehen.

36. Wenn jemand in der Wahrhaftigkeit gegründet ist, bewirkt sein Tun ein unmittelbares Ergebnis.

Eine klare Wahrnehmung entfernt geistige und emotionale Verwirrung und ebnet so den Weg für gesetzte Ziele. Handlungen, die wir durchführen, setzen eine innere Akzeptanz in den verschiedenen Schichten unseres Bewusstseins und in den geistigen und emotionalen Bereichen voraus, genauso wie sie von unseren Gedanken, unseren Vorlieben und unserem Willen ein Ziel erreichen zu wollen, getragen werden.

Was immer auch eine Person, die im WAHRHEITS-Bewusstsein gegründet ist, als wahr bestätigt, können wir glauben. Was immer auch diese Person sagt, wird sich in naher oder ferner Zukunft manifestieren. Ein WAHRHEITS-bewusster Mensch kann durch einen sanften Willensakt und durch das Akzeptieren von imaginierten Umständen, (eigene oder fremde) Wünsche mühelos erfüllen und auch Bedürfnisse unmittelbar stillen.

37. Jemand, der im Nicht-Stehlen gegründet ist, erfährt anhaltenden Wohlstand.

In einem Zustand der „erleuchteten Wunschlosigkeit“ kann die Wirklichkeit des einen ungeteilten, allumfassenden BEWUSSTSEINS wahrgenommen werden. Wenn wir das unerschütterliche Bewusstsein der Einheit und Ganzheit, dass im SELBST alles Notwendige vorhanden ist, aufrechterhalten, wird echter Wohlstand als ein unaufhörlicher Zustrom von unterstützenden Ereignissen, passenden Umständen und zur Verfügung stehenden Mitteln spontan erfahren.

38. Durch die Erhaltung und Umwandlung von Lebenskraft wird grenzenlose Energie erworben.

Wir schwächen und vergeuden unsere Lebensenergien durch Stress und Sorge, durch Vorurteile, übermäßige Beschäftigung mit Erinnerungen und Phantasien und durch Ruhelosigkeit. Aber auch planlose oder fehlgeleitete Handlungen, übermäßiges Essen, schwer verdauliche und belastende Nahrung, die den Körper vergiftet, übermäßiges Reden, unzureichender Schlaf oder andere schädliche Gewohnheiten führen zur Schwächung unserer Lebenskräfte.

Betrachte alles, was du tust als spirituelle Übung. Wenn du richtig lebst, wirst du deinen Alltag erfolgreich bewältigen können und wirst unterstützende Umstände erfahren. Dies trägt zu Wohlergehen, zur Klarheit des Gewahrseins und zur schnellen Entfaltung der dir innewohnenden Fähigkeiten bei. Die Erhaltung und Bewahrung der Lebenskraft bewirkt, dass sie in eine feinstofflichere Form (*ojas shakti*) umgewandelt wird. Diese verleiht unseren geistigen Kräften neue Energie, stärkt das Immunsystem, belebt das Nervensystem, verändert die Gehirnstruktur und gibt Kraft und Stärke, damit wir sinnvolle Ziele erreichen können.

39. Wenn wir aufhören, Dinge unnötig zu begehren, erlangen wir die Fähigkeit, den Vorgang von Geburt und Tod zu verstehen [den Anfang und das Ende von Ereignissen in Raum und Zeit].

Nichtverhaftung macht es dem Bewusstsein möglich sich zu lösen und sich zum KOSMISCHEN BEWUSSTSEIN auszudehnen. Dann wird man fähig die Beziehungen zwischen Ursachen und ihren Auswirkungen intuitiv zu verstehen.

40. Aufgrund von körperlicher Reinheit erfreut man sich guter Gesundheit und ist vor Ansteckung immun.

41. Aus der Reinheit eines sattvischen Geistes entspringen ausgeglichene Gelassenheit und Fröhlichkeit. Die Konzentrationskraft wird gestärkt und man erlangt Herrschaft über die Sinne und die Fähigkeit der direkten Gotteserfahrung.

42. Zufriedenheit [die in allen Umständen anhält] beschert uns tiefsten Frieden und höchstes Glück.

43. Die Vervollkommnung des Körpers, des Geistes und der Sinne ist das Ergebnis von Selbstdisziplin und Reinheit.

44. Durch [einsichtsvolles] Studium und durch [richtige] spirituelle Praxis wird die Wirklichkeit Gottes direkt wahrgenommen [und Einsicht in die Manifestationsstufen und Vorgänge der Schöpfung erlangt].

45. Vollkommene GOTTES-Verwirklichung wird durch intensive Verehrung und Hingabe [das Aufgeben des trügerischen Gefühls einer eigenständigen Persönlichkeit] erreicht.

Die unerschütterliche Zufriedenheit der Seele in allen Umständen kannst du fördern, indem du deine Gedanken und Gefühle nüchtern und objektiv beobachtest. Betrachte auch deine und die Verhaltensweisen der anderen Menschen, sowie Ereignisse und Umstände mit gelassenem Abstand, währenddessen du im SELBST-Bewusstsein verankert bleibst.

46. Für die Ausübung der Meditation ist eine stabile, bequeme und angenehme Sitzposition ideal.

47. Wenn tiefe Entspannung erreicht worden ist und jegliche Gedankentätigkeit aufgehört hat, wird das Bewusstsein in den Bereich des unendlichen BEWUSSTSEINS entlassen.

48. Wenn die Hindernisse [zur Konzentration] beseitigt worden sind, und das Bewusstsein von der Verstrickung mit den Sinnen und den geistigen Vorgängen befreit worden ist, können sich überbewusste Stadien entfalten.

49. Pranayama geschieht auf natürliche Weise, wenn die Meditationshaltung stabil ist, der Atemrhythmus gleichmäßig und subtil ist und die Lebenskräfte harmonisch fließen.

50. Pranayama drückt sich auf verschiedene Weise aus: Äußerlich, innerlich und bewegungslos; lang, kurz oder unterbrochen; angepasst in der Anzahl, entsprechend der Zeit und des Ortes.

Wenn die Aufmerksamkeit nach innen gerichtet ist und die Lebenskräfte frei fließen, geschieht die Meditation ganz spontan. Am Anfang der Meditation kann der Atem nach außen fließen oder nach innen gerichtet sein, oder auch, wegen einer gelegentlichen Pause, zeitweise stillstehen. Die Einatmung und Ausatmung kann tief (lang), schwach (kurz) oder stockend, aber auch kraftvoll, subtil, schnell oder langsam sein. Schweres, kraftvolles Atmen verbindet das Bewusstsein mit den Sinnen. In dem Maße, wie sich Stress vermindert und körperliche Entspannung eintritt, wird der Atem langsam, fein und zart (subtil), und die Gedanken und Gefühle kommen zur Ruhe.

51. Eine vierte Art des Pranayama ist jene, die einen Ausgleich von Ein- und Ausatmung hervorruft.

Wenn jene zwei Aspekte der Lebenskraft (*Prana* und *Apana*), die während der Einatmung und Ausatmung wirksam sind, ausgeglichen worden sind, kann erfolgreich meditiert werden. Die Anwendung von Kriya-Yoga-Pranayama gleicht diese Aspekte der Lebenskraft aus.

52. Meisterschaft in der Anwendung des Pranayama entfernt die Dunkelheit, die das Licht [die strahlende Wirklichkeit] der Seele verschleiert.

53. Durch das Üben von Pranayama werden geistige Vorgänge geordnet und geklärt, und eine bessere Konzentration auf Gott ermöglicht.

Die Dunkelheit, welche die Wahrnehmungskraft der Seele trübt ihre wahre Natur zu erkennen, ist der Mangel an SELBST-Erkenntnis, der durch rastlose, konfliktreiche geistige Vorgänge und *tamasische* Einflüsse in Geist und Körper verstärkt wird. Wenn Pranayama (frei fließende Lebenskraft) auf natürliche Weise geschieht oder durch intensives Üben hervorgerufen wird, kommen *sattvische* Einflüsse zur

Wirkung. *Rajasische* Einflüsse, die den Geist aktiv sein lassen, werden neutralisiert, und die bewusstseinstrübenden Eigenschaften von *tamasischen* Einflüssen werden geschwächt und beseitigt.

54. Verinnerlichung [während der Meditation] wird erreicht, indem man das Bewusstsein und die Lebenskraft vom Äußeren zurückzieht und nach innen auf ihren Ursprung lenkt.

55. Höchste Meisterschaft über die Sinne wird erreicht, indem man das Bewusstsein nach innen richtet.

Wenn das Bewusstsein mit geistigen Vorgängen und den Sinnen verstrickt ist, kann die Meditation nicht erfolgreich sein. Wenn der Körper entspannt und der Geist einigermaßen beruhigt ist, können das Bewusstsein und die Lebenskraft in den Rückenmarkskanal, dann zum spirituellen Auge und zu den höheren Gehirnzentren gelenkt werden. Der wirkungsvollste Weg zur Herrschaft des SELBST über die Sinne und die unterbewussten Triebkräfte besteht darin, die Aufmerksamkeit und das Bewusstsein von den Sinnen und dem Wunsch nach Stimulierung der Sinne zurückzuziehen.

KAPITEL 3

Entfaltung der Seelenfähigkeiten

1. Konzentration ist ununterbrochenes Fließen der Aufmerksamkeit.
2. Meditation ist das Lenken der Konzentration auf ein erwünschtes Objekt oder Ideal, das man erkennen oder verwirklichen möchte.
3. Samadhi ist die Selbstoffenbarung des Meditationsobjekts, das sich frei von verhüllenden Eigenschaften zeigt.
4. Gleichzeitig ausgeübte Konzentration, Meditation und Samadhi ist vollkommene Kontemplation.
5. Herrschaft über vollkommene Kontemplation führt zu klarer und intuitiver Erkenntnis.
6. Intuitives Wissen sollte man anwenden, um zunehmend höhere Bewusstseinszustände zu entdecken.

Gottsuchende, die sich nach SELBST-Verwirklichung sehnen, sollten sich über den Zweck ihrer Meditation bewusst sein. Erst Konzentration führt zu Meditation. Anhaltende vollkommene Kontemplation führt zu Samadhi – entweder mit der Identifikation des Bewusstseins mit dem Objekt der Meditation (*Samadhi mit Unterstützung*) – oder sie führt in den befreiten Zustand der Einheit und Ganzheit (*Samadhi ohne ein unterstützendes Objekt*).

Der Meditierende sollte die erwachte und intuitive Erkenntnis und die sich entfaltenden Fähigkeiten einsetzen, um den reinen und transzendenten Samadhi zu erreichen. Wenn man seine Intuition und Fähigkeiten vorrangig für weltliche Ziele einsetzt, wird damit das

Bewusstsein weiterhin begrenzt bleiben, und die Seele dadurch am freien Ausdruck gehindert.

7. Diese drei Übungen [Konzentration, Meditation und Kontemplation] sind innerlich, im Vergleich zu den fünf Übungen, die ihnen vorausgehen.

8. Sie werden äußerlich, wenn jener Samadhi, der kein unterstützendes Objekt hat, verwirklicht wird.

Die *fünf Übungen*, die den Übungen der Konzentration, Meditation und meditativen Kontemplation vorausgehen, sind die Enthaltungen und Verhaltensweisen, die in Kapitel Zwei (Sutra 30 und 32) beschrieben wurden, wie richtige Haltung, Pranayama und Verinnerlichung der Aufmerksamkeit. Wenn man Samadhi ohne Unterstützung eines Meditationsobjektes dauerhaft erfährt, bedarf es keiner weiteren Klärung des Bewusstseins mehr. Meditative Übungen, die angewandt wurden, um Verwirklichung zu erreichen, brauchen nun nicht mehr weiter ausgeübt zu werden.

9. Die erhabenen und förderlichen Einflüsse des Samadhi beseitigen beeinschränkende unterschwellige Tendenzen und instinktive Triebkräfte.

10. Der daraus resultierende ausgeglichene, friedliche und ruhige Zustand des Bewusstseins ist auf die dem Bewusstsein innewohnende Reinheit zurückzuführen.

11. Aufgrund der Einflüsse des Samadhi kommen die Tätigkeiten des Geistes vollkommen zur Ruhe, und es entsteht ein Bewusstsein der Ganzheit, Einheit und Vollkommenheit.

12. Wenn die Konzentration des Meditierenden vollkommen auf einen Punkt gesammelt ist, sind sich gelegentlich auftauchende Gedanken einander ähnlich.

13. Die vorausgegangenen vier Verse erklären die Arten und subtilen Veränderungen, sowie die Stadien der Umwandlung im Bewusstsein des Meditierenden.

Durch anhaltende überbewusste Zustände werden die unterbewussten Konditionierungen sowie der Drang der instinktiven Neigungen geschwächt, bezwungen und beseitigt. Erst dann entsteht der natürliche freie Zustand des Bewusstseins, wie es seiner innewohnenden Bestimmung entspricht. Vor einer Samadhi-Erfahrung sind auftauchende Gedanken eher einander ähnlich, statt zusammenhanglos oder willkürlich.

14. Eine Substanz hat Eigenschaften mit noch nicht manifestiertem, latentem Ausdruckspotenzial.

15. Die Reihenfolge und Anordnung unterbewusster Eindrücke sind die Ursachen für ihre Manifestation.

Der Geist ist eine Substanz, weil er eine Manifestation kosmischer Kräfte ist. Ein noch nicht vollkommen erleuchteter Geist ist durch viele Eindrücke (*Samskaras*), die von weltlichen Erfahrungen und Wahrnehmungen herrühren, begrenzt. Diese Eindrücke werden als Karma (unterbewusste Einflüsse mit dem Potenzial, Auswirkungen hervorzurufen) bezeichnet, das zum Ausdruck kommen und dadurch neutralisiert werden kann.

Karma kann man aber auch erkennen und ihm widerstehen, es überwinden oder transzendieren. Die Art und Weise, wie sich Karma auswirkt, wird von der Anordnung der Programme und ihren Verknüpfungen bestimmt. Dem Schüler auf dem Pfad des Lichts wird folgendes geraten:

1. Beende die Ansammlung von Karma, indem du weise und selbstlos lebst.
2. Schwäche die Einflüsse unterbewusster Programme durch aktiven Widerstand, durch Beherrschung und Kontrolle über deine Gedanken und Sinne, und durch konstruktives, förderliches Denken und Verhalten.
3. Verweile durch regelmäßige überbewusste Meditation möglichst oft im Samadhi.

Anmerkung: In den folgenden Sutren werden die erfolgreichen Ergebnisse vollkommener Kontemplation beschrieben. Meditiere zu diesem Zweck so lange, bis der Geist zur Ruhe gekommen ist und das Bewusstsein klar ist. Dann wird die Aufmerksamkeit auf das gerichtet, was man wissen oder erfahren möchte, und zwar so lange, bis sich darüber Erkenntnis entfaltet oder sich die kontemplierten Objekte offenbaren.

16. Durch Kontemplation der dreifachen Abwandlungen des Bewusstseins kann Wissen über Vergangenheit und Zukunft erworben werden.

Die *dreifachen Abwandlungen des Bewusstseins* geschehen auf der Ebene des Unterbewusstseins (und des Unbewussten), auf der Ebene des gewöhnlichen Bewusstseins oder Wachzustandes, der durch unterbewusste Strömungen beeinflusst ist und auf der Ebene des Überbewusstseins. Die ersten zwei Ebenen sind mit dem Ego und dem Geist identifiziert. Alle überbewussten Zustände sind ein Zeichen für unser zunehmend erwachendes SELBST-Bewusstsein. Man erinnert sich an zurückliegende Ereignisse und Erfahrungen. Zukünftige Ereignisse und Umstände kann man vorhersehen, indem man folgende bestehende Ursachen sorgfältig analysiert: den vorherrschenden Bewusstseinszustand, die geistigen Einstellungen und Gewohnheiten, Überzeugungen, Erwartungen, Wünsche und Neigungen. Wenn man unerwünschte zukünftige Ereignisse und Umstände jeglicher Art vermeiden möchte, muss man ihre bestehenden Ursachen beseitigen oder verändern.

17. Oft wird die Bedeutung von Worten mit ihrer Interpretation vermischt und verwechselt, so dass etwas falsch verstanden wird. Durch Kontemplation über das, was Menschen sagen und über die Laute, die Lebewesen von sich geben, kann ihre wahre Bedeutung verstanden werden.

Wir können die Absichten, Denkweisen und Bewusstseinszustände von Menschen erfassen, wenn wir ihre Worte überprüfen und die Absicht hinter ihren Äußerungen erkennen. Mit Übung ist es sogar möglich, die Laute von Tieren genau zu interpretieren.

18. **Durch Kontemplation über die beeinflussenden Kräfte von geistigen Eindrücken [angesammeltes Karma], kann Wissen über frühere Inkarnationen erlangt werden.**

Wegen der Dauerhaftigkeit der geistigen Eindrücke können uns unsere gegenwärtigen Neigungen und Wünsche Hinweise darauf geben, wie wir einmal gelebt und uns verhalten haben, bevor wir in diese Welt geboren wurden. Sicherlich ist es möglich, dass sich manche Seelen an Ereignisse und Umstände während ihrer früheren Verkörperungen, oder an ihren Aufenthalt in der Astral-Ebene, zwischen ihren physischen Inkarnationen, erinnern.

Doch wird dem nach Erleuchtung strebenden Wahrheitssucher geraten, sich nicht übermäßig mit solchen Angelegenheiten zu beschäftigen. Wenn klare Erinnerungen an vergangene Inkarnationen spontan auftauchen und uns nützliche Einsichten gewähren, können wir diese annehmen. Die meisten Versuche jedoch, sich an vergangene Inkarnationen zu erinnern, führen zu sinnloser Spekulation, zu illusorischem Denken und zu übermäßiger Phantasterei – zu Zuständen, die unserem spirituellen Erwachen und der Erfüllung unserer Bestimmung hinderlich sind.

19. **Meditative Kontemplation über die geäußerten Gedanken der Menschen führt zur Erkenntnis ihres Geistes und ihres Bewusstseinszustandes.**

20. **Dieses Verständnis führt jedoch zu keiner Unterstützung der geistigen Inhalte und des Bewusstseinszustandes dieser Menschen, weil die Absicht der Erkenntnisgewinnung nicht mit einer vollkommenen Identifikation verbunden ist.**

Wenn Menschen ihre Gedanken kundtun, kann uns dies Einsicht gewähren, wie ihr Geist Informationen verarbeitet, was alles in ihrem Gemüt gespeichert ist, wie ihre gewohnheitsmäßigen Denkvorgänge ablaufen, und in welchem Bewusstseinszustand sie sich gerade befinden. Unsere distanzierte Beobachtung führt aber zu keiner Identifikation unseres Denkens oder unseres Bewusstseinszustandes mit dem ihren.

21. Durch Kontemplation über die Beziehung zwischen dem Körper und seiner Strahlung kann man für die Augen anderer Menschen unsichtbar werden.
22. Dadurch erklärt sich auch das Verschwinden von Klang, Geschmack, Gespür, Geruch und Gehör.

Ein materieller Gegenstand, der von den Sinnen nicht erfasst wird, kann nicht wahrgenommen werden. Um „unsichtbar" zu sein, muss man nur beschließen, nicht wahrgenommen zu werden.

23. Durch Kontemplation über karmische Einflüsse und darüber, wie schnell oder langsam es dauert, bis sie zum Ausdruck kommen, kann Wissen über den Zeitpunkt und die Umstände des physischen Todes, oder über andere ungewöhnliche Ereignisse erlangt werden.

Wenn wir unterbewussten Programmen erlauben, unser Denken und Verhalten zu beeinflussen, verursacht ihre Kraft bestimmte Wirkungen, die ihren Eigenschaften entsprechen. Wenn die treibenden Kräfte der karmischen Einflüsse bekannt sind, kann man verhältnismäßig genau vorhersagen, welche gewöhnlichen und ungewöhnlichen Ereignisse in der nahen und fernen Zukunft geschehen werden. Die meisten spirituell unerwachten Seelen sind dazu verurteilt, ständig aufeinanderfolgende Manifestationen von Umständen zu erleben, die durch innere Ursachen hervorgerufen werden, und zwar so lange, bis die Kraft dieses Karmas erschöpft ist. Wahrheitssucher, die nach Auflösung karmischer Einflüsse streben, können sich darüber informieren, sich Wissen aneignen, und dieses dann sorgfältig anwenden.

Durch SELBST-bewusstes und diszipliniertes Handeln kann den unterbewussten Programmierungen widerstanden werden, ihre Kraft transformiert und für höhere Ziele eingesetzt werden. Karmische Einflüsse verlieren an Wirkung, wenn sich das spirituelle Gewahrsein steigert. Die Zukunft der Seele wird dann durch richtige Entscheidungen und durch das Wirken der Gnade bestimmt.

24. Durch Kontemplation über Wohlwollen, Mitgefühl und andere edle Eigenschaften wird geistige, moralische und spirituelle Stärke erworben.

25. Durch Kontemplation über verschiedene Aspekte der Macht werden Mächte erlangt.

Feindseligkeit, Gleichgültigkeit, Grausamkeit, Selbstsucht, Furcht, Zweifel, und die Verweigerung der Anerkennung der innewohnenden Göttlichkeit anderer Menschen sind unedle Eigenschaften. Wohlwollen, Mitgefühl, Güte, Großzügigkeit, Mut, Glaube an Gott, und das Anerkennen der innewohnenden Göttlichkeit jedes Menschen sind edle Eigenschaften, die wir im täglichen Leben pflegen sollten. Unser Bewusstsein hat die Möglichkeit sich mit den verschiedenen Ausdrucksformen göttlicher Macht und Kraft zu identifizieren, trotzdem ist die zufriedenstellendste kontemplative Übung für die Seele jene, die zu SELBST- und GOTT-Verwirklichung führt.

26. Durch Kontemplation über das Licht des BEWUSSTSEINS wird intuitives Wissen über verborgene, subtile und weit entfernte Dinge erlangt.

Wenn die strahlende Wirklichkeit des BEWUSSTSEINS verstanden wird, erkennt man intuitiv alle seine Ebenen und Ausdrucksformen, vom Bereich des REINEN SEINS bis hin zur Ebene der grobstofflichen Materie.

27. Durch Kontemplation über die Sonne [und ihrer Beziehung zu den Planeten und anderen Erscheinungsformen im Weltraum] kann intuitives Wissen über die planetarischen Bewegungen, über das Entstehen, Fortdauern und die Auflösung des Universums erworben werden.

28. Durch Kontemplation über den Mond und die Sternensysteme kann intuitives Wissen über ihre Beziehung und Bewegung erlangt werden.

29. Durch Kontemplation über den Polarstern wird Erkenntnis über die Beziehung und Bewegung der Sterne erworben.

30. Durch Kontemplation über das Chakra, das dem Nabel gegenüberliegt, wird Erkenntnis über den Aufbau des Körpers erlangt.

Unser Bewusstsein durchdringt unseren physischen Körper und drückt sich durch ihn aus. Der Körper selbst besteht aus Zellen, die Gewebe und Organe formen und die verschiedene Systemen im Körper bilden: Kreislauf-, Atmungs-, Verdauungssystem, das Ausscheidungs- und endokrine System, sowie das Muskel-, Skelett- und Nervensystem. Die Abläufe im Körper werden durch drei bestimmende Prinzipien beeinflusst (siehe auch *Ayurveda* und *Guna*).

31. **Durch Kontemplation über die Appetit- und Hungerzentren wird Herrschaft über Hunger und Durst erlangt.**

Es empfiehlt sich eine Ernährungsweise, die maßvoll und reichhaltig an Nährstoffen ist, eine angemessene Menge reines Wasser enthält, und die mit unserer grundlegenden Körper-Geist-Konstitution übereinstimmt. Übermäßiges Essen und Trinken sollte vermieden werden. Mit etwas Übung kann man die Appetit- und Durstzentren in den Griff bekommen. Die Abhängigkeit von grobstofflicher Nahrung kann auch dadurch verringert werden, dass wir uns darin üben, unsere Aufmerksamkeit entweder an der Medulla oblongata an der Schädelbasis, oder am Halschakra gegenüber der Kehle, zentriert zu halten, und uns immer wieder daran erinnern, dass der Körper in erster Linie durch die Lebenskraft, die durch die Medulla oblongata einströmt, erhalten und belebt wird. Einige Yogis können ihren Körper durch eine nur wenigen Menschen bekannte Technik mit Lebenskraft versorgen und ohne Nahrung leben.

32. **Durch Kontemplation über das „Zentrum des Gleichgewichts“ wird die Stabilität des Bewusstseins erreicht.**

Im Originaltext wird an dieser Stelle der Sanskritausdruck *Kurma-Nadi* verwendet, der hier mit „Zentrum des Gleichgewichts“ übersetzt wird. *Kurma* bedeutet Schildkröte. Ein *Nadi* ist ein feinstofflicher Kanal, durch den die Lebenskraft fließt. Meditative Kontemplation über diesen erwähnten Nadi führt zu „Schildkröten-ähnlicher“ langsamer Atmung und zu ruhigem, nicht schwankendem Bewusstsein. Mit etwas Übung kann man einen Lebenskraftstrom erspüren, der von der Schädelbasis zum Herzchakra fließt. Wenn wir uns mit dieser Lebensenergie identifizieren, führt dies zu einem unerschütterlichen Bewusstsein, das fest im Seelengewahrsein verankert ist.

33. Durch Kontemplation über das Licht des Scheitelchakras nehmen befreite Seelen die WIRKLICHKEIT direkt wahr.

Wenn das Bewusstsein geläutert ist und keinerlei begrenzende Einflüsse mehr vorhanden sind, ist die Seele frei und die direkte Wahrnehmung der Wirklichkeit Gottes ist von Dauer. Diese Sutra wird manchmal auch folgendermaßen übersetzt: „Durch Kontemplation über das Licht des Scheitelchakras kann man aufgrund innerer Schau *Siddhas* [vollkommene oder befreite Seelen] erblicken.“ Obwohl viele Heilige bestätigen, dass solche Wahrnehmungen möglich sind, sollte doch unser höchstes Bestreben darauf gerichtet sein, vollkommen in Gott zu erwachen.

34. Durch Kontemplation über das absolute REINE BEWUSSTSEIN offenbart sich mit Gewissheit die uns innewohnende, vollkommene Erkenntnis.
35. Durch Kontemplation über das Herz [die Wirklichkeit des SEINS] offenbart sich darüber Wissen und Erkenntnis.
36. Durch Kontemplation über die aus sich selbst bestehende Wirklichkeit des BEWUSSTSEINS erwirbt man die Fähigkeit, den Unterschied zwischen dem REINEN BEWUSSTSEIN und den gewöhnlichen Bewusstseinszuständen mit seinen äußeren Erfahrungen klar zu erkennen.

Meditative Kontemplation über die höchste Wirklichkeit REINEN BEWUSSTSEINS ist der direkte Weg zu SELBST- und GOTT-Verwirklichung. Das *Herz*, über das kontempliert werden soll, ist die Wirklichkeit des SEINS, das unseren Geist und Körper belebt und erhält. Unser wahres SELBST ist immer rein und unveränderlich. Normale, gewöhnliche Bewusstseinszustände sind begrenzt und verschwommen, was durch Ruhelosigkeit und unterbewusste Einflüsse hervorgerufen wird. Wenn diese unterbewussten Einflüsse unter Kontrolle gebracht oder überwunden werden und so ihre Kraft verlieren, erkennt unser geklärtes SELBST-Bewusstsein den Unterschied zu den gewöhnlichen, begrenzten Bewusstseinszuständen.

37. Durch meditative Kontemplation über die Wirklichkeit Gottes entfalten sich übernatürliche Fähigkeiten der Wahrnehmung.

38. Diese Fähigkeiten können, wenn sie für weltliche Zwecke benutzt werden, Hindernisse auf dem Weg zu spirituellem Wachstum und zur Erfahrung des Samadhi sein. Bei weiser Anwendung können sie uns dabei helfen, unterbewussten und triebgebundenen Einflüssen zu widerstehen, sie zu schwächen und auszulöschen, und somit unser Bewusstsein von störenden Einflüssen zu befreien.

Wenn außergewöhnliche Fähigkeiten der Wahrnehmung, wie Intuition, Hellsehen und Hellhören, nur dazu benutzt werden, um weltliche Wünsche oder egoistische Neigungen zu erfüllen, steht dies unserem spirituellen Wachstum im Wege. *Siddhis* (Mächte oder Fähigkeiten, die bei spirituellem Erwachen auftreten können) sollte man anwenden, um SELBST- und GOTTES-Verwirklichung zu erlangen.

39. Durch die Beseitigung der Ursache für die Verhaftung an den Körper und durch konzentrierte Aufmerksamkeit kann unser Bewusstsein den Geist und den Körper von anderen durchdringen.

Die *Ursache für die Verhaftung an den Körper* ist die fälschliche Annahme, dass wir ein Körper *sind*. Dies wird noch verstärkt durch die gefühlsmäßige Verhaftung an geistige, emotionale und körperliche Zustände, sowie durch die Verhaftung an die Umstände und Gegebenheiten der Umwelt und an andere äußere Gegebenheiten. Wenn das Bewusstsein eines spirituellen Lehrers Geist und Körper eines Schülers *durchdringt*, werden seine Lebenskraft und WAHRHEITS-Erkenntnis auf den Schüler übertragen, und zwar in dem Maße, wie dieser aufgrund seiner Übereinstimmung und Offenheit dafür empfänglich ist.

40. Durch Herrschaft über die aufwärts strömende Lebenskraft im Körper kann man gegenüber den verschiedenen Kräften der Schöpfung gefeit sein, und man kann den Körper zum Zeitpunkt des Übergangs bewusst verlassen.

Wenn der Einfluss der aufwärts strömenden Art von Prana (*Udana-Prana*) vorherrscht, verspürt man ein körperliches Gefühl der Leichtigkeit. Das Bewusstsein identifiziert sich mit den höheren Chakren und es fällt uns leicht, überbewusste Zustände aufrecht zu erhalten. Das unwillkürliche Wirken dieser Ausdrucksform der Lebenskraft wird von der Medulla oblongata reguliert und kann bewusst vom Großhirn aus gesteuert werden. Zum Zeitpunkt des Übergangs unterstützt der aufwärtsfließende Aspekt der Lebenskraft die Trennung der Seele vom Körper. Wenn aufgrund eines Unfalls oder einer Krankheit der Vorgang des Übergangs vorzeitig einsetzen sollte, kann dies durch einen bewussten Willensakt verzögert werden.

41. Wenn die Lebenskraft frei und ungehindert durch das Lumbalchakra [Nabelchakra] fließt, manifestiert sich innere und äußere Ausstrahlung [Gesundheit und Vitalität].

42. Durch meditative Kontemplation über OM werden subtile, feinstoffliche Klänge hörbar.

Vorstufen dieser hörbaren Klänge sind die ausströmenden Pranafrequenzen der Chakren. Wenn wir einen klaren, fließenden Klang hören, können wir unser Bewusstsein damit verschmelzen lassen, und dabei über seinen Ursprung, den allgegenwärtigen Bereich des BEWUSSTSEINS, kontemplieren.

43. Durch Kontemplation über die Beziehung von Körper und Raum, und durch Identifikation unseres Bewusstseins mit der Vorstellung der Schwerelosigkeit, kann Levitation erfahren werden.

Für einen nach Erleuchtung Strebenden sollte die Levitation nicht von vorrangigem Interesse sein, auch wenn es sie gibt. Stattdessen ist es von viel größerem Wert, sich Fähigkeiten zu erwerben, die unser Bewusstsein „erheben", es von den weltlichen Einflüssen zu befreien, die das Erwachen und die dauerhafte Vereinigung der SELBST- und GOTT-Verwirklichung stören.

44. Durch meditative Kontemplation über transzendente Zustände jenseits der grobstofflichen Aktivitäten des Geistes fallen die Hüllen, die das SELBST verschleiern.

45. Durch meditative Kontemplation über die grobstoffliche Materie, ihre wesentlichen Eigenschaften, Komponenten, ihre subtilen Ausdrucksformen und Antriebskräfte, wird Herrschaft über die Energien und Kräfte der Materie erworben.

46. Durch Herrschaft über die Elemente erwachsen außergewöhnliche Fähigkeiten. Körper und Geist werden geläutert und die unzerstörbaren Eigenschaften der Materie [ihre wesentlichen Bestandteile] werden erkannt und verstanden.

Eine der *Hüllen des* SELBST ist die ursächliche Täuschung, die durch die unvollkommene SELBST- und GOTTES-Erkenntnis verursacht wird. Wenn wir durch intellektuellen Scharfsinn und intuitive Wahrnehmung die Natur des BEWUSSTSEINS erkennen (mit all seinen Ebenen, Ausdrucksformen, Eigenschaften und Vorgängen) wird es uns möglich mit den Gesetzmäßigkeiten der Schöpfung in Harmonie zu leben und ihre volle Unterstützung zu erfahren.

47. [Einige] Eigenschaften physischer Vollkommenheit sind Attraktivität, strahlendes Aussehen, Stärke und außergewöhnliche Widerstandskraft.

48. Durch Kontemplation über die Sinne und deren Wahrnehmungskräfte, über ihre charakteristischen Merkmale und ihrer durchdringenden Einflüsse, erlangt man die Herrschaft über sie.

Die Sinne empfangen Informationen. Diese werden durch den Geist verarbeitet und durch den Verstand interpretiert. Die Seele jedoch steht als Beobachterin über den Sinnen, über dem Geist und über dem Verstand.

49. Durch Herrschaft über die Sinne, und durch Erkenntnis des Unterschieds zwischen den Eigenschaften der Schöpfung und den Eigenschaften des SELBST, wird Meisterschaft über alle Bewusstseinszustände erworben.

50. Durch meditative Kontemplation über den Unterschied zwischen den Eigenschaften der Schöpfung und der Wirklichkeit des EINEN BEWUSSTSEINS wird uns Allmacht und Allwissenheit zuteil.

51. Wenn die Ursachen der Bindung durch Entsagung an übersinnliche Kräfte und an die Fähigkeiten der Allmacht und Allwissenheit aufgegeben worden sind, erreicht das Seelenbewusstsein wieder den ursprünglichen Zustand der Einheit und Ganzheit.

Wenn das individualisierte Bewusstsein durch nichts mehr eingeengt ist, wird die Fähigkeit der Seele, ihre innewohnende unbegrenzte Macht und vollkommene Erkenntnis, wiedergewonnnen. Durch Verhaftung an außergewöhnliche Fähigkeiten und an übersinnliche Kräfte der Wahrnehmung wird das Seelenbewusstsein in das täuschende Gefühl einer unabhängigen Eigenständigkeit hineingezogen. Erst der Verzicht auf diese Fähigkeiten ermöglicht uns vollkommene Erleuchtung Die außergewöhnlichen Fähigkeiten sollte man besser weise anwenden, um den Geist zu klären und um ohne Unterstützung eines Meditationsobjektes den Samadhi zu erreichen.

52. Nach dem Erwachen zur SELBST-Erkenntnis sollten weder Stolz noch Überheblichkeit wegen des erreichten spirituellen Zustandes aufkommen und auch keinerlei Verhaftung daran, da dies einen Rückfall in frühere, begrenzende Bewusstseinszustände bewirken könnte.

Wenn das Ego geläutert ist, weiß die erleuchtete Seele, dass SELBST-Verwirklichung keine erworbene Errungenschaft ist. Es ist die Wiederherstellung des Seelenbewusstseins in seinen ursprünglichen, klaren Bewusstseinszustand.

53. Durch meditative Kontemplation über Zeitabschnitte und den Ablauf von Ereignissen entsteht Einsicht in das Verständnis von Zeit und Verursachung.

54. Indem man kleinste Zeitabschnitte und die darauf folgenden Veränderungen wahrnimmt, wird ein Unterschied zu ähnlichen Ereignissen, der normalerweise nicht erkennbar ist, feststellbar.

Wenn unsere Aufmerksamkeit oder unser Bewusstsein undeutlich wahrnimmt, könnte man fälschlicherweise annehmen, dass ähnliche Ereignisse, die zu verschiedenen Zeitpunkten geschehen, und die ähnliche, aber doch unterschiedliche Ursachen haben, genau gleich sind. Was aber zu einem bestimmten Zeitpunkt geschieht, passiert ausschließlich und einzigartig in genau diesem Moment, weil es einer ganz besonderen Ursache entspringt.

55. **Absolute Erkenntnis bedeutet gleichzeitiges Wissen sowohl über die Ungeteiltheit und Ganzheit des Universums als auch über seine Ausdrucksformen und Manifestationen.**

Wenn wir kosmisch bewusst sind, ist dies ein Bewusstsein der Allgegenwart und Allwissenheit, was bedeutet, dass wir umfassende Erkenntnis der Wirklichkeit Gottes und zur gleichen Zeit das Wissen über die verschiedenen Aspekte, Ausdrucksformen und Vorgänge im Universum besitzen.

56. **Wenn die Klarheit des individuellen Bewusstseins der Klarheit des SELBST entspricht, ist die absolute Befreiung des Bewusstseins erreicht.**

Nur jener Teil des Seelenbewusstseins, der sich mit dem Ego, mit geistigen und physischen Eigenschaften identifiziert hat, erfährt eine Veränderung des Bewusstseins. Die Essenz des SEINS ist immer bewusst, klar und ausgeglichen. Wenn die Ich-Bezogenheit durch SELBST-Erkenntnis ersetzt wird und das individuelle Bewusstsein geklärt ist, führt dies zur Befreiung der Seele.

KAPITEL 4

Erleuchtung und Befreiung

1. Außergewöhnliche Fähigkeiten und Stärke der Auffassungskraft können durch Umstände bei der physischen Geburt entstehen, durch biochemische Gegebenheiten, aufgrund von Mantren und Übungen, die zur psychologischen Transformation beitragen, sowie durch Samadhi.

Die Umstände, die sich auf die Geburt beziehen, beinhalten den Grad des Seelengewahrseins bei der Geburt, karmische Einflüsse der inkarnierenden Seele und ihrer Eltern, die grundlegende Geist-Körper-Konstitution der Eltern, sowie die Umweltfaktoren.

Unter *biochemischen Gegebenheiten* versteht man biochemische Vorgänge, die durch die weise Anwendung von Nahrungsmitteln, Kräutern und anderen Substanzen beeinflusst werden und zu physischer Gesundheit, geistiger Schärfe und zur Klärung des Bewusstseins beitragen (siehe auch *Ayurveda*, *Dosha*).

Mantren können den Geist klären und die Kundalini-Energien beeinflussen und erwecken.

Übungen, welche die psychologische Gesundheit fördern, führen zu vernunftgeleitetem Denken und zum Erwachen des Seelenbewusstseins.

Die häufige Erfahrung von *Samadhi* schwächt und löscht unterbewusste Programme, läutert unser Ego, offenbart Einsichten und ermöglicht die ungehinderte Anwendung der erwachten Erkenntnis.

2. Transformation und Verfeinerung der Sinne, des Geistes und des Körpers geschehen aufgrund des natürlichen und freien Fließens der schöpferischen Kräfte der Seele.

3. Die Übungen an sich werden nicht in schöpferische Energie transformiert; sie werden ausgeführt, um Hindernisse zu beseitigen, die den freien Fluss der schöpferischen Kräfte behindern.

Indem wir sinnvolle und förderliche Verhaltensweisen in unserem Leben pflegen, stimmen wir uns auf die Rhythmen und Energien der Schöpfung ein, und machen uns dafür empfänglich. Wirkungsvolle spirituelle Übungen entfernen die Hindernisse für den ungehinderten Fluss der Seelenkräfte, die wiederum die Sinne, den Geist und Körper transformieren und läutern.

4. Der individualisierte Geist wird vom Kosmischen Geist geschaffen.

5. Obwohl es viele verschiedene individuelle Schöpfungsformen gibt und ihr Wirken vielschichtig ist, sind sie alle aus dem einen Kosmischen Geist entstanden.

So wie es nur EIN BEWUSSTSEIN gibt, das sich als Seele individualisiert und ausdrückt, so gibt es nur EINEN GEIST, der sich im Universum als Geist-Substanz zur Verfügung stellt, und den die mit Materie identifizierten Seelen benutzen.

6. Veränderungen im Bereich des individuellen Geistes haben keine karmatische Wirkung, wenn sie durch Samadhi verursacht werden.

In einem Bewusstsein, das sich durch Anhäufung von geistigen Eindrücken (Erinnerungen), Wahrnehmungen, Gedanken, Gefühlen und Wünschen verändert hat, können aufgrund dieser Einflüsse neue karmatische Eindrücke entstehen und neues Karma angesammelt werden. Wenn jedoch die Umwandlungen in unserem Geist, aufgrund wiederholter überbewusster Erfahrungen, entstanden sind, bewirken diese keine Trübung unseres Geistes, auch kein zerstörerisches Verhalten, vielmehr klären sie unseren geistigen Bereich, da sie die unterbewussten begrenzenden Programmierungen schwächen und beseitigen.

7. Das Karma [die unterbewussten verursachenden Einflüsse] eines Menschen, der die Schwankungen in seinem Geist gebändigt hat, ist weder dunkel noch hell; für die anderen ist es von dreifacher Art.

Das Karma hat auf den spirituell Strebenden, der das Wirken der unterbewussten Antriebe und Neigungen zur Ruhe gebracht hat, keinen Einfluss mehr. Es verhüllt weder seinen Geist, noch trägt es zur Steigerung der Klarheit bei. Das Karma der anderen (die das Wirken der unterbewussten Antriebe und Neigungen noch nicht zur Ruhe gebracht haben) wird in drei Arten eingeteilt:

1. Karma, das sich gegenwärtig auswirkt und jetzt seinen Einfluss ausübt.
2. Karma, das sich im Augenblick als Folge von unkontrollierten Gedanken, in Unordnung geratenen emotionellen Zuständen, egoistischen Wünschen und schädlichen Handlungen ansammelt.
3. Schlafendes Karma, das noch einen (künftigen) Einfluss ausüben kann, welches aber auch neutralisiert und beseitigt werden kann.

8. Die Impulse und verursachenden Kräfte des Karma manifestieren sich dann, wenn die Umstände für ihren Ausdruck am günstigsten sind.

Solange die in uns wohnenden unbewussten Kräfte und Neigungen nicht neutralisiert worden sind, besteht immer die Möglichkeit, dass sie in einer günstigen Situation aktiviert werden. Der weise Wahrheitsschüler wird sich nicht mit einer teilweisen Seelenbefreiung zufrieden geben, sondern wird sein sinnvolles Leben fortführen, und sich weiterhin um überbewusste Erfahrungen bemühen, damit im Verlauf der Zeit eine vollständige Klärung seines Geistes erreicht werden kann.

9. Wegen des Zusammenhangs von bewussten Gedanken und Erinnerungen können in Verbindung mit Erinnerungen Gefühle auftauchen, obwohl diese zu anderer Zeit und an einem anderen Ort entstanden sind.

Wenn wir uns an ein Ereignis erinnern, das in der nahen oder fernen Vergangenheit geschehen ist, ist es nicht ungewöhnlich, dass wir auch wieder die Gefühle dieser damaligen persönlichen Erfahrung spüren. Ein Ereignis zu sehen, oder von einem Ereignis zu hören, kann dazu führen, dass ein Schwall von Erinnerungen und Gefühlen auftaucht, der keine direkte Beziehung zum gerade Wahrgenommenen hat. Solche Erfahrungen können angenehm sein, Unbehagen oder Verwirrung erzeugen, oder auch keinerlei Wirkung in uns hervorrufen. Wenn du dich nach spiritueller Entwicklung sehnst, solltest du lernen, solche Erinnerungen ohne emotionale Reaktion zu betrachten.

10. Weil dem Bewusstsein der Drang des Lebens nach Ausdruck innewohnt, gibt es keinen genauen Zeitpunkt über den Beginn der Ursachen und der daraus folgenden Wirkungen.

11. Karmische Muster werden durch ihre zugrunde liegenden Ursachen, durch den Geist, und durch die Unterstützung von Objekten der sinnlichen und geistigen Wahrnehmung aufrechterhalten. Sind diese nicht vorhanden, hören karmische Muster auf zu existieren.

12. Aufgrund des Austausches und der Transformation kosmischer Kräfte haben unterbewusste Eindrücke von vergangenen Ereignissen auch das Potenzial zukünftige Ereignisse hervorzurufen.

13. Karma, ob schlafend oder gegenwärtig wirkend, besteht aus den kosmischen Kräften der Schöpfung.

14. Weil die Eigenschaften der Schöpfung miteinander verwoben sind und aufeinander einwirken, gibt es ein einheitliches Zusammenwirken in der Manifestation der Schöpfung, der Ereignisse und Umstände.

Miteinander verbundene Eigenschaften der Schöpfung bilden unbewusste Begrenzungen, die zusammen mit ihren Antriebskräften im Geist gespeichert werden, der das Lagerhaus für angesammelte Erinnerungen und Eindrücke ist. Die Seele selbst sammelt kein Karma an, da sie nicht materiell ist. Karma kann nur dann wirken, wenn sich das Bewusstsein mit dem Geist, seinem Inhalt und seinen Begrenzungen identifiziert. Die fortgesetzten Manifestationen und einzigartigen Ereignisse und Umstände, die im Universum geschehen, sind koordinierte Auswirkungen der in der Schöpfung wirkenden Eigenschaften (*Gunas*), welche die kosmischen Kräfte regulieren.

15. Auf welche Weise ein Objekt [ein Gedanke, eine Idee, ein Gefühl, eine Sache oder eine Angelegenheit] wahrgenommen wird, wird durch die Wahrnehmung [Wahrnehmungsfähigkeit] des Beobachters bestimmt.

16. Die Existenz eines Objektes ist unabhängig von der Wahrnehmung des Beobachters.

17. Ob Objekte wahrgenommen werden, hängt davon ab, ob sie vom Geist des Beobachters aufgenommen werden oder nicht.

18. Wegen der unveränderlichen Natur des SELBST ist diesem immer jede Veränderung in seinem Geist bekannt.

19. Weil der Geist vom Seher beobachtet werden kann, ist er nicht das erleuchtete Selbst.

Der *Seher* – die Seele als wahrnehmende Instanz – unterscheidet sich vom Geist. Allein das SELBST (die Seele) ist erleuchtet.

20. Eine gleichzeitige Identifikation mit dem ABSOLUTEN und der Welt der relativen Erscheinungen ist nicht möglich.

Das Schlüsselwort in dieser Sutra ist *Identifikation.* Wenn man Kosmisches Bewusstsein erlangt hat, ist es möglich das vollkommene Bewusstsein des ABSOLUTEN in der relativen Erscheinungswelt beizubehalten, währenddessen eine Identifikation mit ihr zur Bindung und Beschränkung der Aufmerksamkeit führt.

21. Wäre der Inhalt aller individualisierten Formen des Geistes gleichzeitig allen anderen individualisierten Seinsformen bekannt, würde dies Verwirrung in den Erinnerungen hervorrufen.

22. Das EINE BEWUSSTSEIN ist allgegenwärtig, allwissend, allmächtig und ewig. Wenn sich die Reflektionen des BEWUSSTSEINS [die Seelen] mit dem materiellen Instrument der Intelligenz verwickeln, identifizieren sie sich damit.

Wenn die Seele, eine Einheit des EINEN BEWUSSTSEINS, den Unterschied zwischen sich und den manifestierten kosmischen Kräften nicht erkennt, neigt ihr Bewusstsein dazu, sich mit dem zu identifizieren, was sie beobachtet. Dieser erste ursächliche intellektuelle Irrtum führt zur unerkannten Verwicklung mit Geist und Materie.

23. Der individualisierte Bereich des Geistes wird sowohl vom Beobachter als auch vom Beobachteten beeinflusst.

Was wir wahrnehmen hinterlässt im Geist einen Eindruck, der als Erinnerung gespeichert wird. Unsere Reaktion (die dabei entstehenden Gedanken und Gefühle) auf das Beobachtete hinterlässt ebenfalls einen Erinnerungseindruck, und kann sogar zu einer Veränderung der geistigen Einstellung und zu einer Änderung des Bewusstseinszustandes führen.

24. Der Geist mit seinen verschiedenartigen und zahllosen Antriebskräften ist dazu da, um dem SELBST zu dienen.

25. Wer den Unterschied zwischen Körper, Sinnen, Geist und dem SELBST erkennt, erlangt Befreiung.

Ein Abschnitt aus der Bhagavad Gita (3: 42,43) beschreibt die Beziehung der Seele zum Geist: „Manche sagen, die Sinne sind groß. Größer als die Sinne ist [in Wirklichkeit] der Geist; größer als der Geist ist das SELBST. Da du dies weißt, stärke dein SELBST-Bewusstsein durch SELBST-Erkenntnis und beseitige das Hindernis des hartnäckigen Begehrens [welches oft so schwer zu überwinden ist].

26. Wenn die Verhaftung an Körper, Sinne und Geist überwunden ist, wird das Bewusstsein klar und bewegt sich in Richtung absoluter Freiheit.

27. Auch wenn sich die Aufmerksamkeit in Richtung absoluter Freiheit bewegt, kann die meditative Kontemplation durch Gedanken, die wegen unterbewusster Neigungen, Erinnerungen und Gewohnheiten auftauchen, kurzzeitig gestört sein.

28. Man muss diesen Vorstellungen entsagen und sie loslassen. Illusionen und Phantasien sind Hindernisse auf dem Weg zur Erleuchtung. Das Streben nach Befreiung unterstützt die wache meditative Kontemplation und steigert die Aufnahmefähigkeit für eine Samadhi-Erfahrung.

29. Wenn schließlich sogar das heftige Verlangen nach Befreiung aufgegeben wird, entfaltet sich die uns innewohnende Erkenntnis.

Ein krankhaftes Verlangen nach Befreiung verursacht emotionalen Stress, stört die Konzentration und hält die falsche Annahme des Getrenntseins von Gott aufrecht, und behindert so das spontane Erwachen. Wahre Sehnsucht nach Befreiung aber fördert die wache, meditative Kontemplation und die Aufnahmefähigkeit für die Erfahrung des Samadhi.

30. Mit dem Erwachen der Erkenntnis, welche die SELBST- und GOTT-Verwirklichung begleitet, verlieren alle Hindernisse und Begrenzungen ihren Einfluss.

31. Mit der Auflösung von Hindernissen und Begrenzungen gewinnt das SELBST die Allgegenwart zurück.

32. Mit der Entfaltung dieser Erkenntnis beenden die kosmischen Kräfte, die nun ihren Zweck erfüllt haben, ihren Einfluss.

Das Wirken der kosmischen Kräfte im Geist befähigt uns Wissen zu erwerben, Erfahrungen zu machen und spirituelles Wachstum zu erreichen. Wenn wir erleuchtet sind, ist für diesen Zweck die Unterstützung kosmischer Kräfte nicht mehr erforderlich.

33. Wenn das SELBST keinerlei Veränderungen mehr wahrnimmt, ruht es in absoluter Erkenntnis jenseits von Zeit und Wandel.

34. Wenn die kosmischen Kräfte keinem Zweck mehr zu dienen haben, kehren sie in ihren ursprünglichen Zustand zurück, und die Freiheit absoluter SELBST-Verwirklichung wird erfahren.

35. Vollkommen erleuchtet, ist die Seele nun vollständig befreit.

Der Zweck des Wirkens der kosmischen Kräfte in unserem Bewusstseinsbereich liegt darin, die Tätigkeit des Geistes zu ermöglichen und aufrecht zu erhalten. Wenn der Geist zur Ruhe gekommen ist und die unterbewussten Einflüsse aufhören, kehren die kosmischen Kräfte, die vorher das Wirken des Geistes ermöglichten, zurück zu ihrem ursprünglichen, ruhenden Zustand.

36. Befreiung ist der Zustand, in dem die Verwirklichung REINEN BEWUSSTSEINS beständig und andauernd ist.

37. Befreiung ist absolut, wenn man wahrnimmt, dass EIN BEWUSSTSEIN existiert, und dass das Universum und die in ihm ablaufenden Vorgänge auf sich selbst einwirkende Handlungsweisen der Ausdrucksformen des EINEN BEWUSSTSEINS sind.

38. Sein, Bewusstsein und Glückseligkeit sind die Eigenschaften des HÖCHSTEN BEWUSSTSEINS mit Attributen [Gott]. Der Bereich Absoluten REINEN SEINS ist frei von allen Eigenschaften.

Hier endet die Erklärung über Yoga [Samadhi].

Teil 3

Einführung in die innere Bedeutung der Bhagavad Gita

Der Gipfel spiritueller Praxis

Für den erfolgreichen Gottsucher, der die Verwirklichung des Einsseins im Yoga [Samadhi] erreicht hat, gibt es keine weitere Notwendigkeit mehr für anstrengende Übungen und Rituale, um eine psychologische Umwandlung zu erreichen, oder um seine Konzentration zu fördern. Ebenso ist es nicht mehr notwendig nach den Einflüssen der unterstützenden Kräfte zu streben. Darum übe dich sorgfältig in Yoga [Samadhi]! Von allen Gottsuchern ist derjenige fest in der höchsten Erkenntnis verankert, der das trügerische Gefühl der eigenständigen Individualität aufgegeben hat und sich als REINES BEWUSSTSEIN erkannt hat.

– Bhagavad Gita 6: 46,47

Innere Bedeutung der Bhagavad Gita

Die Srimad-Bhagavad Gita, einer der großen literarischen Klassiker aller Zeiten, hat über zweitausend Jahre lang Millionen von Lesern spirituell inspiriert. Die gewöhnliche Übersetzung des Titels bedeutet heiliges oder göttliches Lied, abgeleitet von dem Sanskritwort *bhaj*, was Verehrung oder Liebe, aber auch Überbringer von Wohlstand und Ruhm bedeutet. *Gita* entstammt der Wortwurzel *gai* – singen. Die Vorsilbe *srimad* (oder *shrimat*) kommt von der Wortwurzel *sri* und bedeutet entzünden, das Licht verbreiten oder ausgießen und wird üblicherweise in einer Anrede oder als Titel gebraucht.

Die zwei zentralen Charaktere in dieser Geschichte sind *Arjuna* und *Krishna*. Arjuna repräsentiert den Wahrheitssucher, der die Erfahrung Gottes machen möchte. Krishna ist Arjunas Cousin, sowohl Freund als auch Lehrer, und die Personifizierung göttlicher Kraft und Gnade in menschlicher Form. Er repräsentiert den in uns wohnenden GEIST Gottes. In achtzehn Kapiteln wird eine große Bandbreite von philosophischen Blickpunkten erforscht und praktische Anweisung gegeben, wie man geschickt und sinnvoll lebt und seine persönliche Bestimmung erfüllt. Die innere Botschaft der Gita erklärt uns, wie wir zu SELBST-Erkenntnis und GOTT-Verwirklichung erwachen.

Viele Wahrheitssucher meinen irrtümlicherweise, dass der Text bestätigt, dass Gott in Wirklichkeit eine kosmische Person mit dem Namen Krishna sei. Eine tiefergehende Analyse enthüllt jedoch, dass auf eine höchste oder transzendente WIRKLICHKEIT hingewiesen wird, die ohne Form und Namen ist. Sie ist jenseits aller Verständniskategorien und deshalb unbeschreibbar, aber trotz allem erkennbar und erfahrbar.

In den ersten zehn Kapiteln werden die verschiedenen Wege des Yoga beschrieben und inspirierende und befreiende philosophische Konzepte dargestellt. *Jnana-Yoga*, der Weg des Wissens, *Karma-Yoga*, der Weg selbstloser Arbeit oder des selbstlosen Handelns, und *Bhakti-Yoga*, der Weg der hingebungsvollen Liebe zu Gott. Im elften Kapitel wird Arjuna durch Krishnas Gnade fähig, die Wirklichkeit des EINEN BEWUSSTSEINS zu erkennen, die sich als alle Dinge manifestiert. Die Geschichte endet nicht an dieser Stelle. Eine kosmische bewusste Erfahrung ist nur der Beginn einer neuen und höheren Lebensphase, in der die neue Erkenntnis angewendet und in die Lebensumstände integriert werden muss. Die abschließenden sieben Kapitel erklären, wie man das neue Wissen im täglichen Leben anwendet.

Bei oberflächlichem Lesen erzählt der Text von einem großen Krieg zwischen zwei sich gegenüberstehenden Parteien, von miteinander verwandten Cousins auf einem Schlachtfeld nördlich der heutigen Stadt Neu Delhi in Indien. Wenn man die Geschichte als eine Allegorie interpretiert – eine Geschichte, in der Charaktere, Gegenstände und Ereignisse ein Symbol sind für ethische und spirituelle Prinzipien – zeigt die esoterische, innere Bedeutung ein Drama, das viel bedeutsamer ist als jedes vergängliche historische Ereignis. Dadurch erhält der einsichtige Leser folgende hilfreiche Informationen:

1. Er erfährt, wie sich die Seele aus ihrer Verwicklung des Menschseins und den damit verbundenen physischen und psychologischen Umständen befreit, bis sie die Erkenntnis ihrer wahren Natur als REINES BEWUSSTSEIN wieder erreicht hat.
2. Er lernt, wie man mit den Herausforderungen umgeht, mit denen man während dieses Werdegangs gewöhnlich konfrontiert wird.

3. Er erfährt über das befreiende Wissen, das unser Bewusstsein von allen Begrenzungen befreit.

Die hier dargelegten Wahrheiten sind von großem Wert für jeden Menschen, der aufrichtig nach einem klaren Verständnis für die Vorgänge des Lebens strebt und der nach Wegen sucht, die ein schnelles, echtes spirituelles Wachstum fördern und zu einer Erleuchtung des Bewusstseins und zur Seelenbefreiung führen. Die an den Geist und an die Sinne gebundene Existenz, die den gewöhnlichen menschlichen Bewusstseinszustand charakterisiert, ist oft schmerzvoll und scheint manchmal keinerlei Sinn und Zweck zu haben. Es ist deshalb notwendig, dass unser Geist durch das uns innewohnende Licht der Seele erleuchtet wird, und dass die Sinne dem Willen der Seele unterworfen werden, so dass diese wieder frei entscheiden kann. Das dem Ego verhaftete Fühlen und Denken wird dann transzendiert, und das Leben fließt reibungslos mit Hilfe der Impulse, die von unserer Seele ausgehen. Diese Impulse bezeichnen wir auch als Gnade. Das Wirken der Gnade besteht aus hilfreichen Einflüssen des GEISTES in der Schöpfung, um den Zweck allen Lebens zu erfüllen.

Als Seele-Geist-Körper-Wesen, die in der physischen Welt leben, versuchen wir instinktiv und intuitiv jene grundlegenden Bedürfnisse zu erfüllen, die für unser Überleben, für unsere Sicherheit, für unser Wohlergehen und für anhaltendes Wachstum wesentlich sind. Aus diesem Grund wollen wir aus unserem tiefstem Inneren heraus in Harmonie mit der Schöpfung leben, erstreben lebensverbessernde Umstände, spontane, unmittelbare Befriedigung unserer Bedürfnisse, und drängen danach unser spirituelles Potenzial zu erkennen und zu entfalten. Wenn unser Seelenbewusstsein noch nicht zum Ausdruck kommt und noch nicht erwacht ist, mag es sein, dass wir unsere hauptsächliche Aufmerksamkeit darauf richten unsere physischen und emotionellen Bedürfnisse zu erfüllen, und es kann sein, dass wir unser spirituelles Wachstum vernachlässigen oder gar ignorieren. Trotzdem mag dieses Verhalten zu einem gewissen menschlichen Glück führen. Unseren tief sitzenden Herzenswunsch (den Wunsch unseres wahren Wesens), nämlich zur SELBST-Erkenntnis zu erwachen, die zu GOTT-Erfahrung und zu transzendenten Erfahrungen führt, wird es jedoch nicht befriedigen.

In dem ursprünglichen Sanskrit-Text dient das erste Kapitel der Bhagavad Gita als Einleitung für den gesamten Text. Damit wir die zentrale Botschaft verstehen können, müssen wir dieses Kapitel sorgfältig prüfen, um die Absicht des Autors zu erkennen und zu verstehen. Deshalb ist es notwendig, dass wir die esoterische Bedeutung der Hauptcharaktere der Geschichte verstehen lernen. In dem überaus langen Mahabharata-Epos, von dem die Gita nur ein kleiner Teil ist, und in der die Geschichte von *Bharata*, einem alten, ehrwürdigen König und seinen Nachfahren erzählt wird, sind Tradition und Volkstum mit einer Symbolik verwoben. Die Hauptcharaktere des Dramas werden auf folgende, ungewöhnliche Weise vorgestellt:

Einst lebte in Hastinapur, im alten Indien, ein König *Santanu* aus der Sonnendynastie. Die erste seiner zwei Königinnen hatte den Namen *Ganga*. Als sie ihn unter ungewöhnlichen Umständen verließ, heiratete er *Satyavati*.

König Santanu begegnete Ganga, als er am Ufer des Flusses Ganges spazieren ging. Als er sie bat seine Frau zu werden, wusste er in jenem Augenblick nicht, dass sie eigentlich die Manifestation des Flusses Ganges in menschlicher Form war. Ganga willigte erst ein, nachdem der König versprochen hatte, sich in nichts einzumischen, was immer sie auch in ihrer Ehe tun würde. Sollte er jemals ihre Taten in Frage stellen, würde sie ihn sofort verlassen.

Als ihr erster Sohn geboren wurde, trug Ganga das Kind aus dem Palast hinaus und warf es in den Fluss. Obwohl der König das Verhalten Gangas äußerst missbilligte, versuchte er aber nicht es zu verhindern, weil er ihr vorher versprochen hatte, nicht einzugreifen.

Weitere sechs Söhne wurden geboren, und jeder von ihnen wurde von der Königin dem Fluss Ganges übergeben. Als der achte Sohn geboren war, bat sie der König, nicht wieder das gleiche zu tun, was sie mit den ersten sieben Söhnen getan hatte. Daraufhin verließ Ganga, gemäß ihrer Aussage, ihren Ehemann und ihren achten

Sohn. Sie eilte zum Ganges, stürzte sich hinein, und tauchte in den Fluten unter.

König Santanu überschüttete seinen ihm verbliebenen Sohn *Devavrata* mit aller Zuneigung und sorgte für eine Erziehung und Ausbildung in allen Künsten und Fähigkeiten, die ihm als Prinz und Erben gebührte.

Eines Tages ging der König zum Jagen in den Wald. Als er unter dem Schatten eines Baumes am Fluss rastete, sah er Lotusblüten auf dem Wasser dahertreiben. Als er den Blüten zurück zu ihrem Ursprung folgte, entdeckte er ein bezauberndes junges Mädchen, *Satyavati*, das die Blüten als rituelle Gabe in den Fluss geworfen hatte. Unentdeckt von der jungen Frau, folgte ihr der König zu ihrem Heim, wo sie mit ihrem Vater *Dasa Raja,* einem Fischer, lebte, der als König der Fischer bekannt war. Santanu sprach mit Dasa Raja und bat ihn um die Hand von Satyavati.

Dasa Raja war einverstanden, bestand jedoch darauf, dass seine Tochter die Hauptfrau werde und dass, falls ein Sohn geboren werde, dieser Thronfolger werden müsse.

König Santanu war mit diesen Bedingungen der Heirat nicht einverstanden und kehrte in seinen Palast zurück. Mit der Zeit spürte aber jeder in seiner Umgebung wie unglücklich der König geworden war. Prinz Devavrata beschloss sich dieser Situation anzunehmen. Ohne es jemandem zu erzählen, ging er alleine zu Dasa Raja und bat ihn in die Heirat von Satyavati mit seinem Vater einzustimmen. Um die Forderungen Dasa Rajas für seine Tochter und ihre eventuellen Söhne zu erfüllen, versprach Prinz Devavrata, dass er selbst den Thron nicht in Anspruch nehmen werde, und dass er niemals heiraten oder Kinder haben werde. Wegen dieser zwei schrecklichen Gelübde wurde Prinz Devavrata später als *Bhishma* (der Schreckliche) bekannt.

König Santanu und Satyavati heirateten. Aus dieser Ehe gingen zwei Söhne hervor: *Chitrangada*, der schon jung starb und *Vichitravirya*, der recht eigenartig und schwach war. Nach Santanus Ableben wurde Vichitravirya König, aber weil er schwach war, wurde das Königreich in Wirklichkeit von Bhishma regiert.

Als Vichitravirya erwachsen geworden war, beschloss Bhishma, dass dieser eine Königin haben solle. Mit diesem Plan im Kopf ging er an den Hof von *König Kashi*, wo gerade eine Versammlung der königlichen Familien stattfand. Deren Töchter sollten unter den eingeladenen Prinzen einen Ehemann aussuchen.

Der König von Kashi hatte drei Töchter im heiratsfähigen Alter. Um die Tradition jener Zeit und Kultur einzuhalten – nämlich manchmal die Frauen zur Heirat zu entführen – wartete Bhisma, bis sich die drei Töchter des Königs von einer größeren Gruppe entfernt hatten, setzte sie in seinen Wagen und eilte zurück nach Hastinapur.

Die Namen der Prinzessinnen waren *Amba*, *Ambika* und *Ambalika*. Amba bat freigelassen zu werden, weil sie sich tief in ihrem Herzen schon einem anderen versprochen hatte. Bishma ließ sie gehen und setzte die Reise mit den zwei noch verbleibenden Schwestern fort.

König Vichitravirya heiratete Ambika und Ambalika, verstarb wegen seiner schwachen Konstitution aber bald darauf. Seine zwei verwitweten Frauen wurden daraufhin mit dem weisen *Veda Vyasa* verheiratet, und jede gebar ihm einen Sohn. Ambikas Sohn, *Dhritarashtra*, wurde blind geboren. Ambalikas Sohn *Pandu*, war von heller Hautfarbe.

Bhishma regierte also weiterhin das Königreich. Als die Söhne erwachsen geworden waren, übernahm Pandu den Thron, weil Dhritarashtra, sein älterer Halbbruder (der sonst regiert hätte), ja blind war.

Pandu hatte zwei Frauen, *Kunti* und *Madri*. Vor ihrer Heirat testete Kunti die Wirkung eines Mantras, das sie von einem Weisen gelernt hatte, zog damit den Segen der Sonne auf sich und gebar einen Sohn. Weil man dieses Kind als unehelich betrachtete, wurde es von einem Zimmerer adoptiert. Es wurde später als *Karna, Held der Kaurava-Sippe*, bekannt. Nach ihrer Hochzeit rief Kunti jene Götter an, die das Dharma (rechtschaffenes Handeln) und das Prana (Lebenskräfte) beherrschen, und sie rief auch *Indra* an (Gott des Feuers, die Macht der Umwandlung und Transformation). Daraus entstanden *Yudhisthira*, *Bhima* und *Arjuna*. Dann gab Kunti das Mantra an Madri weiter, die es jedoch nur einmal benutzen konnte. Madri rief Zwillingsgötter an und bekam Zwillingssöhne, *Nakul* und *Sahadeva*. Diese fünf Söhne (Yudhisthira, Bhima, Arjuna, Nakul, Sahadeva) wurden als *Pandavas* bekannt, weil sie als Nachkommen von Pandu betrachtet wurden.

Als die fünf Pandava-Brüder erwachsen geworden waren, nahmen sie an einem Wettbewerb teil, der von *König Drupada* ausgerichtet worden war, um einen Ehemann für seine *Tochter Draupadi* auszusuchen. Teilnehmer dieses Wettbewerbs mussten einen schweren Bogen heben, ihn spannen und einen Pfeil durch das Auge eines Fisches schießen, der an einem sich drehenden Rad mit einem Loch in der Mitte, hing. Erschwerend kam hinzu, dass sie nur die Reflektion des Zieles anvisieren durften, das sich in einem Teich unter ihnen spiegelte. Arjuna war der einzige unter allen Wettbewerbsteilnehmern, der die Probe bestand. Als die Brüder mit Draupadi nach Hause kamen, baten die Brüder ihre Mutter Kunti aus dem Haus zu kommen, um zu sehen, was sie mitgebracht hatten. Sie sagte jedoch: „Was immer ihr mitgebracht habt, teilt es unter euch." Auf diese Weise wurde Draupadi die Frau der fünf Pandava-Brüder.

Der blinde *Dhritarashtra*, ein Halbbruder von König Pandu, zeugte einhundert Söhne und eine Tochter, die alle Cousins und die Cousine der fünf Pandava-Brüder waren. Als König Pandu starb, beanspruchte *Duryodhana*, der erstgeborene Sohn von Dhritarashtra, den Thron, weil er meinte, dass dies rechtmäßig sei, nachdem seinem blinder Vater der Thron versagt geblieben war. Als stattdessen *Yudhisthira*, der älteste Pandava, inthronisiert wurde, versuchte Duryodhana eine Verschwörung in Gang zu setzten, um ihn vom Thron zu stoßen. Um dies zu erreichen, forderte er Yudhisthira zu einem Würfelspiel heraus. Man kam überein, dass derjenige, der das Spiel verlieren würde, zwölf Jahre lang in das Exil gehen müsse und darüber hinaus ein Jahr in Abgeschiedenheit verbringen müsse. Yudhisthira verlor das Spiel, denn ein Verschwörer hatte ihm gefälschte Würfel untergeschoben. So verließ er mit seinen vier Brüdern und seiner Frau Draupadi für den vereinbarten Zeitraum den königlichen Hof. Duryodhana aber wurde nun Regent des Königsreiches.

Nach dreizehn Jahren kamen die Pandava-Brüder nach Hastinapur zurück, um ihre Rechte einzufordern, die man ihnen aber verweigerte. So wurde der Bürgerkrieg erklärt. Alle königlichen Familien jener Gegend in Indien nahmen nun Partei und versammelten ihre Armeen. Krishna, ein König und auch Cousin der Pandavas, bot den opponierenden Parteien an, entweder ihn oder seine Armeen zu wählen. Er selbst würde nicht am Kampf teilnehmen, aber er würde seine Armee demjenigen zur Verfügung stellen, der sie haben wolle, während er selbst dann auf die gegnerische Seite gehen würde.

Was sollen wir von dieser wundersamen Geschichte halten? Wir erfahren von einem König, der eine Verkörperung des Ganges-Flusses heiratet. Diese wirft aus Gründen, die nur ihr bekannt sind, ihre ersten sieben Söhne in den Fluss, und schließlich sich selbst, als man ihr nicht erlaubt mit ihrem achten Sohn das gleiche zu tun. Wir erfahren von mehreren Hochzeiten, von Kindern, die durch die Macht eines Mantras gezeugt werden, von manipulierenden Verhaltensweisen, von Intrigen, Täuschungen, und schließlich von dem Entschluss einen Kampf zu beginnen. Wahrlich eine interessante Geschichte, doch was können wir daraus lernen?

Der Schlüssel, um dieses Drama zu verstehen, liegt in der Entschlüsselung der Bedeutung der Namen dieser Charaktere und in der Interpretation ihrer Handlungen und Erfahrungen.

Um dies zu begreifen, müssen wir die Geschichte neu verstehen lernen, noch einmal rückblickend betrachten und den mythologischen Stammbaum untersuchen. Die eigenartigen Verhaltensweisen der Charaktere können wir verstehen, wenn man sie unter dem Blickpunkt des philosophischen Systems und Konzepts des *Samkhya* betrachtet, in dem die exakte Nummerierung und Klassifizierung von Kategorien der Ausdrucksformen und Manifestationen des BEWUSSTSEINS aufgeführt und entschlüsselt sind:

Santanu, (REINES BEWUSSTSEIN) verband sich mit Ganga (der bewussten Intelligenz des OM). Aus dieser Einwirkung entstanden acht Ausdrucksformen des BEWUSSTSEINS. Die ersten sieben bleiben stets verborgen oder im Inneren, die achte ist nach außen gerichtet.

Die sieben verborgenen Ausdrucksformen lenken innere kosmische Vorgänge, zwei Ausdrucksformen (kosmisch und individualisiert) auf kausaler oder feinstofflicher Ebene; zwei Ausdrucksformen (kosmisch und individualisiert) auf der Ebene der astralen oder subtilen Lebenskräfte; zwei Ausdrucksformen (kosmisch und individualisiert) auf der Ebene der stofflichen, physischen Schöpfung; und eine Ausdrucksform, die alles durchdringt.

Manche religiösen Traditionen bezeichnen diese Ausdrucksformen als Götter, doch sind sie keine für sich alleine bestehenden, unabhängigen Wesen. Sie *repräsentieren* die verschiedenen intelligenzgeleiteten Einflüsse, Mächte und Kräfte des BEWUSSTSEINS.

In den Vedischen Schriften werden die beiden Ausdrucksformen auf kausaler Ebene als *Vishnu* bezeichnet: die erhaltende und bewahrende Kraft. Die zwei Aspekte auf astraler Ebene werden als *Brahma* bezeichnet: die sich ausdehnende und verursachende Kraft. Die zwei Ausdrucksformen auf physischer Ebene werden als *Shiva* bezeichnet: die Kraft, die Veränderung und Umwandlung verursacht; sie werden auch als *Maheshvara* – „großer Herr" oder „Herrschender" – bezeichnet. Die siebte unsichtbare Ausdrucksform ist der GEIST Gottes, der das Universum durchdringt, ohne selbst von ihm und in ihm begrenzt zu sein.

Die achte Ausdrucksform bleibt nicht verborgen. Es ist die kosmische Individualität oder *Bhishma* (der Zeuge oder wahrnehmende Aspekt des BEWUSSTSEINS, der an den äußeren Angelegenheiten teilnimmt, aber selbst nicht der bestimmende Faktor ist). Weil Bhisma unverheiratet ist und sich der Schöpfung fern hält – erschafft dieser Aspekt nichts. Er und der GEIST Gottes sind wie zwei Gesichter des BEWUSSTSEINS: das eine blickt nach außen in den Bereich der manifestierten Schöpfung, das andere bleibt verborgen. Das Sanskrit-Wort für den alldurchdringenden GEIST, des göttlichen BEWUSSTSEINS in der Schöpfung, ist *Kutastha Chaitanya* (der EINE auf dem Gipfel). Er wird manchmal von gläubigen Hindus als *Krishna-Bewusstsein* bezeichnet. Einige Gottsucher personalisieren

Die innere Bedeutung der Vorfahren der Pandavas (*Chakren*)

Der Bereich des absoluten REINEN BEWUSSTSEINS
König Santanu

Ganga, die Intelligenz des OM erschafft acht Manifestationen (Söhne): BEWUSSTSEIN mit sechs inneren, ordnenden Ausdrucksformen – alldurchdringendes BEWUSSTSEIN – und seine individualisierte, sich selbst reflektierende Form, ***Bhishma***.

Satyavati, OM, Urstoff der Schöpfung, erschafft die Ausdrucksformen der Zeit, des Raums und der feinstofflichen Teilchen, Maya – jene Energie-Substanz, die sich als das Universum manifestiert.

Chitrangada: sich manifestierender Ur-Stoff der Schöpfung
Vichitravirya: Egoismus; das Gefühl der getrennten Existenz
Vyasa: Erkenntnisfähigkeit und Weisheit

Ambika: Zweifel, Unsicherheit

Dhritarashtra: getäuschter Geist

Duryodhana: niedere Begierde, welcher schwer zu widerstehen ist und die ihr dienenden geistigen Kräfte, die ***Kurus***

Ambalika: Fähigkeit der Unterscheidungskraft

Pandu: reine Intelligenz

Kunti: leidenschaftslose Anziehungskraft

Madri: gefühlsbetonte Anziehungskraft

Yudhisthira	***Bhima***	***Arjuna***	***Nakula***	***Sahadeva***
Halschakra	Herzchakra	Nabelchakra	Kreuzbeinchakra	Wurzelchakra
Cervicalchakra	Dorsalchakra	Lumbalchakra	Sacralchakra	Coccyxchakra
Ätherelement	Luftelement	Feuerelement	Wasserelement	Erdelement

Draupadi: *Kundalini-Shakti*, welche die fünf *Chakren* vitalisiert und belebt

Anmerkung: Die Ausdruckformen des BEWUSSTSEINS manifestieren und beleben das Universum und auch den menschlichen Körper, sowie alle anderen biologischen Formen. REINES BEWUSSTSEIN durchdringt das Universum und individualisiert sich als Seelen. Durch SELBST-Erkenntnis bringt die Seele ihr Gewahrsein zurück zu kosmischem BEWUSSTSEIN, zur Erkenntnis des Einsseins und zur Befreiung.

diesen Aspekt Gottes, um sich in einer engeren Beziehung mit ihm zu fühlen.

Das intelligente Prinzip des Urstoffes der Schöpfung – OM, das sich als feinstoffliche kosmische Teilchen, Raum und Zeit ausdrückt – wird hier *Satyavati* genannt. Dieser Leben erschaffende Aspekt des BEWUSSTSEINS wirkt auf den unbewussten Teil der Schöpfung ein und veranlasst, dass sich die uranfängliche feinstoffliche Schöpfung – *Maya* (das, was formbildend und wahrheitsverschleiernd ist) – im Äußeren manifestiert.

Als erstes manifestiert sich *Chitrangada* (das erste Kind von Satyavati), der Bereich der ursprünglichen, feinstofflichen Schöpfung, der nicht lange besteht, sich verändert und zu grobstofflicher Manifestation wandelt. Satyavatis zweiter Sohn, *Vichitravirya* (das falsche oder getäuschte Gefühl einer unabhängigen Existenz, das Ego-Bewusstsein), ist eigenartig, verschieden und schwach. Doch ist es notwendig, damit der Vorgang der Schöpfung geschehen kann. Das Ego-Bewusstsein ist wegen seiner Begrenzungen relativ machtlos, verhüllt Wissen und Erkenntnis, besitzt aber selbst keine Erkenntnis.

Die zwei Frauen des Ego-Bewusstseins (*Vichitravirya*) sind Zweifel (*Ambika*) und die Kraft der Unterscheidungsfähigkeit (*Ambalika*). Die andere Schwester, *Amba*, beschloss nicht zu heiraten, weil sie einem anderen versprochen war (sie verwickelte sich durch die unteren Chakren mit dem Gefühl). In unserer Geschichte wurde Vichitravirya immer schwächer und starb, bald nachdem er seine Frauen geheiratet hatte. Später bekamen diese Frauen von dem Weisen *Veda Vyasa* (Weisheit, Erkenntnis) Kinder. Aus Erkenntnis und Zweifel (*Ambika*) entsteht blinder Geist – *Dhritarashtra* wird geboren. Aus Erkenntnis und der Kraft der Unterscheidungsfähigkeit (*Ambalika*) entsteht reine Intelligenz – *Pandu* wird geboren.

In der Mahabharata-Geschichte wird erzählt, dass Dhritarashtra und seine Frauen einhundert Söhne und eine Tochter hatten. Das bedeutet, dass der blinde oder getäuschte Geist, durch Empfindung oder Gefühl beeinflusst, unzählige eigennützige Neigungen erschafft. Die erste dieser Neigungen war *Duryodhana* (Leidenschaft, niederes Begehren, dem schwer zu widerstehen ist, und das viele Probleme verursacht). Obwohl Dhritarashtra und Pandu zum Kuru-Stamm gehörten, wurde nur Dhritarashtra als das Oberhaupt des Stammes bekannt, weil er mit Bhishmas Hilfe das Königreich regierte.

Pandu (reine Intelligenz) hatte zwei Frauen: Die eine war *Kunti* (die Anziehungskraft der Kundalini, reines Erbarmen und Erkenntnisfähigkeit, die den Irrtum verbannt). Die andere Frau war *Madri* (Intellekt, beeinflusst durch Empfindung). Diese ging in die Abgeschiedenheit des Waldes, und befand sich deshalb fern vom Königreich (des Geistes). Yogis lehren, dass die Vorderseite des Körpers der Bereich geistiger und physischer Antriebe und Neigungen ist. Die Rückseite des Körpers, der Wirbelsäulenkanal, lenkt die spirituellen Neigungen und Bestrebungen. *Dhritarashtras Kinder* werden als *Kauravas* bezeichnet (die Vertreter der selbstsüchtigen, zerstörerischen oder problemverursachenden Neigungen und Gewohnheiten, die tief im Geist verwurzelt sind). Sie werden als Feinde der Seele, die sich nach erleuchtetem Verständnis sehnt, betrachtet. Reine Intelligenz (wie Pandu in der Geschichte) bleibt über allem erhaben, während der blinde getäuschte Geist (Dhritarashtra) sich mit materiellen Angelegenheiten beschäftigt.

Durch die Macht des Mantras bekamen die zwei Frauen von Pandu fünf Söhne, die als die *Pandavas* bezeichnet werden (die Produkte reiner Intelligenz). *Kunti* (die Anziehungskraft der Kundalini, reines Erbarmen und Unterscheidungskraft, die den Irrtum verbannt) gebar drei Söhne: *Yudhisthira*, *Bhima* und *Arjuna*. Sie symbolisieren die wahren Wesenseigenschaften (*Tattvas*) der feinstofflichen Elemente der drei höheren Chakren im Rückenmarkskanal.

Yudhisthira (Dharma, unerschütterliche Rechtschaffenheit), repräsentiert die Essenz des Ätherelements im Kehlkopfchakra, im Halsbereich der Wirbelsäule: *Vishudda*, das Reine. Die Klangfrequenz ist wie das Rauschen des Ozeans, der Zusammenklang der Prana-Frequenzen aller Chakren. Die Farbe ist neblig-grau mit funkelnden Lichtpunkten. Der Geschmack ist scharf. Das Wurzel-Mantra (*bija*) ist *Ham.*

Bhima (Furchtlosigkeit, Pranayama, Herrschaft über die Lebenskraft, unbegrenzte Kraft und Ausdauer) repräsentiert die Essenz des Luftelements im Herzzentrum, im Brustbereich der Wirbelsäule: *Anahata*, nicht angeschlagener Klang, wie der Klang eines Gongs. Die Farbe ist blau, der Geschmack ist sauer. Das Wurzel-Mantra ist *Yam*.

Arjuna (Reinheit des Geistes und Herzens, feuriges Streben nach vollkommener Selbstkontrolle) repräsentiert die Essenz des Feuerelements im Lumbalchakra, das in der Mitte, zwischen den höheren und tieferen Chakren, liegt: *Manipura*, die Stadt der Edelsteine. Die Farbe ist rot. Die Klangfrequenz ist die einer Harfe. Der Geschmack ist bitter. Das Wurzel-Mantra ist *Ram*.

Madri (der spirituelle Intellekt, beeinflusst durch Empfindung und Gefühl), Pandus zweite Frau, brachte Zwillinge zur Welt, welche die Elementeinflüsse der zwei niederen Chakren symbolisieren:

Nakula (die Stille des Geistes, die Macht der Beständigkeit) repräsentiert die Essenz des Wasserelements, des Chakras in der Sakralgegend der Wirbelsäule: *Swadisthana*, der Sitz des Selbst (des Ichs). Die Farbe ist die eines zunehmenden weißen Mond. Die Klangfrequenz ist einer Flöte ähnlich. Der Geschmack ist zusammenziehend. Das Wurzel-Mantra ist *Vam*.

Sahadeva (die Macht der Widerstandskraft) repräsentiert die Essenz des Erdelements, des Chakras, das an der Basis der Wirbelsäule liegt: *Muladhara*, Grundlage. Die Farbe ist gelb. Die Klangfrequenz ähnelt dem Summen von aufgeregten Bienen. Der Geschmack ist süß. Das Wurzel-Mantra ist *Lam*.

Draupadi, die gemeinsame Frau der fünf Pandava-Brüder, repräsentiert Kundalini-Shakti, die frei fließende, harmonisierende, belebende Wirkung der schöpferischen Kraft der Seele im Körper. Die fünf Söhne von Draupadi sind Klang- und Lichtfrequenzen, die, wenn sie durch das Wirken der Kundalini-Shakti energetisiert werden, in den Chakren wahrgenommen werden.

Der älteste der Pandava-Brüder, *Yudhisthira* (Rechtschaffenheit, Ruhe), der Bewusstseinszustand des fünften Chakras, spielte mit seinem ältesten Cousin *Duryodhana* (Egoismus, niederes Begehren,

Eifersucht, Stolz), verlor das Spiel und wurde verbannt. Wenn Rechtschaffenheit mit Unrechtschaffenheit spielt, wenn das Seelenbewusstsein mit begrenzenden geistigen Tendenzen und Sinnesverlockungen spielt, können im Beurteilungsvermögen Irrtümer geschehen, die eine Trübung des Bewusstseins verursachen. Um den früheren klaren Zustand wieder herzustellen, ist es notwendig, dass man sich eine gewisse Zeit zurückzieht, damit man sich wieder in den Tugenden festigen kann, seine spirituellen Übungen verstärkt aufnimmt und sich dann gestärkt erneut dem stellt, was die Freiheit der Seele und ihre Bestimmung verhindert. Die symbolischen Charaktere der Pandavas mussten in das Exil, in die Abgeschiedenheit gehen, und kehrten dann wieder in den Kampf zurück.

Als *Krishna* (das erleuchtete Bewusstsein) seine Dienste einem der Kontrahenten, und seine Armee der anderen Partei anbot, entschieden sich die *Kauravas* (die egoistischen geistigen Eigenschaften und Neigungen) für die Armee. Die *Pandavas* wählten Krishna, der damit einverstanden war, Arjunas Wagen zu fahren. Damit war das Ergebnis des bevorstehenden Kampfes bereits entschieden, denn dort, wo Krishna ist (das erleuchtete Bewusstsein), da ist der Sieg gewiss.

Die Bhagavad Gita zu übersetzen und zu kommentieren, erfordert Wachsamkeit gegenüber den Details, wenn man die Absicht der ursprünglichen Autoren verstehen will. Einige Gelehrte glauben, dass im Verlauf der Jahre Veränderungen im Text vorgenommen wurden und vielleicht sogar zusätzliches Material mit eingeflossen sein könnte. Auch wurde die Mahabharata, welche die gesamten achtzehn Kapitel der Gita beinhaltet, vor Erfindung des Buchdrucks, viele Jahrhunderte lang von Geschichtenerzählern mündlich weitergegeben.

Die erhabene, farbige und oft dramatische Erzählungsweise ermöglicht es, dass man sich leicht an die Geschichte erinnert und machte sie bei Menschen in allen Lebensbereichen beliebt. Sogar ohne Erkenntnis und Wissen ihrer inneren Bedeutung konnten die Zuhörer (und später die Leser) Nutzen daraus ziehen, auf welcher Verständnisebene auch immer diese Botschaft gehört wurde.

Auf exoterischer (äußerer) Ebene erfahren wir, was man bezüglich einer sinnvollen menschlichen Existenz lernen kann und wie viel Nutzen es uns bringt, wenn wir beständig und unerschütterlich nach spiritueller Befreiung streben.

Die esoterische (innere) Botschaft hat für diejenigen Wert, die aufnahmefähig genug sind, um sie zu verstehen und davon zu profitieren. Die Konzepte dieser Geschichte waren zur Entstehungszeit bekannt, und so betrachtet man die Information, die darin enthalten ist eher als traditionelles und bekanntes Wissen, als eine neue Offenbarung. Trotzdem wird die Bhagavad Gita als authentische Schrift des Yoga akzeptiert.

Erinnern wir uns, dass die Geschichte mit dem Moment beginnt, als ein großer Krieg zwischen den rivalisierenden Parteien am Entstehen ist. Die Ereignisse, die beschrieben werden und der Dialog der symbolischen Charaktere beschreiben das Drama individueller psychologischer Wandlung und spirituellen Wachstums. Die Worte, die Arjuna und Krishna und den wenigen anderen Darstellern zugeschrieben werden, wurden geschrieben, um zeitlose Wahrheiten zu verkünden.

Dhritarashtra repräsentiert den unerleuchteten Geist, den Vater der äußeren Erscheinungsform der Schöpfung und Herrscher über das Reich der Sinne. Ein Geist, der nur teilweise versteht und auch keinerlei Unterscheidungsvermögen besitzt, kann das Wissen um transformative Vorgänge nicht begreifen. In der Geschichte ist Dhritarashtra, der getäuschte Geist, blind und befindet sich an einem Platz, der weit entfernt ist von dem, wo sich die Armeen versammelt haben. Er verlässt sich auf seinen Berater *Sanjaya*, der ihm berichtet, was geschieht. Sanjaya, ausgestattet mit Kräften der Hellsichtigkeit, die ihn befähigen mit innerem Blick zu sehen, repräsentiert die Fähigkeit jedes Menschen neutral und intuitiv wahrzunehmen. Dies führt, wenn wir uns in Augenblicken der Innenschau darauf einlassen, zur Einsicht. Mit der Frage von Dhritarashtra beginnt die Geschichte:

Versammelt am Dharmakshetra-Kurukshetra, begierig darauf zu kämpfen, was taten meine Söhne und die Söhne des Pandu, Sanjaya?

Dharma ist Rechtschaffenheit, Tugend und Moral: Die Kraft, welche die Evolution aufrecht erhält oder unterstützt und damit zu Umwandlung, Wachstum und Ausdruck führt. Die Impulse des BEWUSSTSEINS, die das Leben verbessern, sind dharmisch. *Kshetra* ist das Feld, wo die Taten geschehen. Das Wort *Kuru* wird benutzt, um die Charakteristiken und Neigungen des getäuschten Geistes zu bezeichnen. Dieser erste Vers baut die Bühne für das Drama auf, das in einem Bereich stattfindet, wo Rechtschaffenheit auf Nicht-Rechtschaffenheit trifft. Wo befindet sich dieses Feld? Da diese Geschichte den Weg der Seele von der Verwicklung mit dem normalen Bewusstseins zurück zum Bewusstsein der EINHEIT beschreibt, ist der Platz, wo die Rechtschaffenheit die Nicht-Rechtschaffenheit überwinden muss, das Bewusstsein des Gottsuchers.

Arjunas Fragen und Kommentare zeigen das Streben der Seele nach SELBST-Erkenntnis und GOTT-Verwirklichung, aber sie zeigen auch die Konflikte, Kämpfe und das Bemühen um die Erkenntnis der Wahrheit auf, und wie schwierig es ist dies zu verwirklichen. In der Geschichte wird Arjuna als Krieger dargestellt, der seine Pflicht auf verantwortliche Weise erfüllen muss. Er repräsentiert die Seele auf einer kritischen Stufe des spirituellen Wachstums, die sich im Moment noch auf der Bewusstseinsstufe der physischen und geistig-emotionellen Ebene mit all ihren Herausforderungen befindet und doch schon zu höherem Verständnis zu erwachen beginnt. Aus diesem Stadium führt die weitere Entwicklung nun zum vierten Chakra, dem Stadium, in dem der Gottsucher frei von der Ego-Fixierung ist. Die Stufe des fünften Chakras ist die des Verständnisses der Wahrheit (über das Leben). Die Stufe des sechsten Chakras ist die Stufe der Offenbarung, die letztendliche, höchste Entfaltung des innewohnenden Wissens, das zur beständigen Erleuchtung des Bewusstseins führt.

Krishna repräsentiert die uns zugängliche, Gnade gewährende Wirklichkeit Gottes. Diese ist allgegenwärtig, allwissend und allmächtig und ist auch die innewohnende Wirklichkeit jeder Seele und jeder Kreatur. Krishnas Worte sollen nicht als Worte einer historischen Persönlichkeit gesehen werden – sie repräsentieren die sich offenbarende Erkenntnis des SELBST, die sich aus dem tiefsten Kern unseres Wesens entfaltet, wenn wir bereit sind, sie anzuerkennen und zu verstehen.

Verweilen wir beim Lesen der Bhagavad Gita nicht vordergründig bei den dargestellten Ereignissen und Menschen, sondern bemühen wir uns, den spirituellen Hintergrund der Geschichte zu erfassen: Die Suche jedes Menschen nach Erkenntnis und nach Entfaltung seines innewohnenden Potenzials. Bei den Worten Arjunas kann es sein, dass wir darin einige unserer eigenen Eigenschaften, Einstellungen und Haltungen erkennen. Die Worte Krishnas hingegen erinnern uns an das Wissen, das wir bereits in uns tragen und das unseren Geist klärt und unsere Seele befreit.

Teil 4

Die Meisterlinie der Kriya-Yoga-Lehrtradition

Babaji

Diese Kriya-Yoga-Tradition wird durch eine Linie von Gurus vermittelt, die spirituell mit einem Meister des Yoga, *Babaji,* verbunden sind. Babaji lebt abgeschieden in einem abgelegenen, unzugänglichen Gebiet in den Bergen des Himalaya im nördlichen Teil Indiens. Seine zweifache Mission besteht darin die planetarische Evolution in unserer gegenwärtigen Ära zu unterstützen und Menschen in allen Lebenslagen beizustehen, damit sie sich schneller ihrer innewohnenden göttlichen Natur bewusst werden.

Sri Yukteswar traf Babaji bei drei Gelegenheiten. Das erste Mal war dies 1894. Babaji erzählte Sri Yukteswar, dass er ihm einen Schüler schicken würde, der die Botschaft des Yoga in den Westen tragen werde. Dieser Schüler war Paramahansa Yogananda. Als sich im Jahre 1920 mein Guru auf seine Amerikareise vorbereitete, betete er um Führung. Daraufhin besuchte ihn Babaji zu Hause in Kalkutta und versicherte ihm, dass seine Mission erfolgreich sein werde und sagte: „Kriya-Yoga wird sich über alle Lande verbreiten. Durch die persönliche, transzendente Erfahrung des Unendlichen wird es dazu beitragen Frieden in die Nationen zu bringen."

In den letzten Jahren haben einige Leute Bücher und Artikel veröffentlicht, in denen sie behaupten, sie hätten Babaji im Himalaya getroffen, oder er wäre ihnen in einer Vision erschienen und hätte sie zum Lehren beauftragt. Soweit ich weiß, hatte keiner von ihnen tatsächlich Kontakt mit ihm.

Lahiri Mahasaya

Shyamacharan Lahiri wurde am 30. September 1828 geboren. Der Titel *Mahasaya* (einer, der im kosmischen Bewusstsein verankert ist) wurde ihm von seinen Schülern verliehen. Er war verheiratet und lebte mit seinen fünf Kindern in der altehrwürdigen Stadt Benares (heute: Varanasi). Als Angestellter der Britischen Regierung arbeitete er in einer Abteilung, die Material für Straßenbauprojekte lieferte.

1861 reiste Lahiri nach Ranikhet, das in den Ausläufern des Himalaya liegt. Hier traf er Babaji und wurde von ihm eingeweiht. Während der folgenden zwei Wochen erreichte er Vollkommenheit in der Meditation und erlebte die verschiedenen transzendenten Stufen des Samadhi. Auf Lahiris Bitte hin stimmte Babaji zu, dass die Bedingungen zur Einweihung in Kriya-Yoga geändert wurden, damit es allen ernsthaften Gottessuchern möglich sein würde, die Prinzipien und Übungen des Kriya-Yoga zu erlernen. In den darauf folgenden Jahren weihte Lahiri mehr als fünftausend Schüler ein.

Dieser unauffällige Yogi verfasste und veröffentlichte zweiundzwanzig Bücher mit Kommentaren über verschiedene Schriften. Obwohl er nicht öffentlich lehrte, hatte er einige spirituell qualifizierte Schüler, die er autorisierte, andere in Kriya-Yoga einzuweihen. Einige andere Schüler wiederum, die den Weg der Entsagung gingen, richteten bescheidene Aschrams ein.

Am 26. September 1895 verließ Lahiri Mahasaya, vollkommen im Samadhi aufgegangen, bewusst seinen Körper. Zuvor erläuterte er vor einigen wenigen Schülern noch mehrere Stunden lang die Bhagavad Gita. Danach richtete er sich auf, nahm eine aufrechte Sitzhaltung ein und sagte: „Ich gehe nun nach Hause.“ Sein Körper wurde am Manikarnika Ghat, am Ufer des Ganges, rituell verbrannt.

Swami Sri Yukteswar

Priya Nath Karar wurde am 10. Mai 1855 geboren. Er heiratete jung, besuchte das College, verwaltetete die von seinem Vater geerbten und vermieteten Immobilien und arbeitete für eine kurze Zeit als Buchhalter. Seine Frau starb jung nach der Geburt ihres einzigen Kindes, einer Tochter. Seinen Mönchsnamen *Yukteswar* nahm er an, als er in den Swami-Orden eintrat (*Yukteswar* bedeutet: „vereint mit Ishwara", dem herrschenden Aspekt Gottes in der Schöpfung). Er richtete zwei Aschrams ein: einen in Serampur, in der Nähe Kalkuttas, und einen in Puri, an der Küste von Bengalen.

Sri Yukteswar war ein Meister des Yoga, sowie ein gebildeter vedischer Astrologe und besaß ein ausgedehntes Wissen in Ayurveda. Er schrieb zwei Bücher: „Die Heilige Wissenschaft" und einen Kommentar über die ersten sechs Kapitel der Bhagavad Gita. Wegen seiner hervorragenden Intelligenz und seiner intuitiven Innenschau nannte Paramahansa Yogananda seinen Guru oft ehrerbietig *Jnanavatar,* eine *Inkarnation der Weisheit.*

Sri Yukteswar stellte seine yogischen Kräfte sehr selten öffentlich zur Schau. Stattdessen zog er es vor, den Menschen hilfreichen Rat zu erteilen und ihnen auf subtile Weise in ihrem Leben zu helfen. Obwohl er mitfühlend und zurückhaltend war, zeigte sich nicht immer sein hingebungsvolles Wesen. Seine Äußerungen waren direkt und er legte großen Wert auf moralische, intellektuelle und spirituelle Entwicklung und darauf, dass Wissen und Fähigkeiten auch praktisch angewendet werden.

Sri Yukteswars Mahasamadhi war am 9. März 1935. Sein Körper wurde im Garten seines Aschrams in Puri begraben. Einige Jahre später wurde von seinen Schülern an dieser Stelle ein bescheidener Schrein errichtet.

Paramahansa Yogananda

Mukunda Lal Ghosh wurde am 5. Januar 1893 in Gorakhpur, Indien, geboren. Seine Eltern waren beide ergebene Schüler von Lahiri Mahasaya, und so brachten sie Mukunda in seinem ersten Lebensjahr zu ihrem Guru, damit er ihm seinen spirituellen Segen erteile. Bei dieser Gelegenheit sagte Lahiri: „Dein Sohn wird ein bedeutendes spirituelles Werkzeug sein und viele Seelen zu Gott führen."

Noch bevor Mukunda in das College eintrat, traf er Sri Yukteswar und wurde von ihm in den Kriya-Yoga-Pfad eingeweiht. Als er einige Jahre später durch Sri Yukteswar in den Orden der Swamis aufgenommen wurde, wählte er den Mönchsnamen *Yogananda* (*Yoga* – Vereinigung, *Ananda* – Glückseligkeit). *Paramahansa* ist ein Titel, der an Yogis verliehen wird, die vollkommene GOTT-Verwirklichung erreicht haben.

1920 reiste er unter dem Namen Swami Yogananda nach Amerika und lehrte in Boston, Massachusetts. Danach bereiste er mehrere Hauptstädte, wobei er Tausenden von Männern und Frauen die Philosophie und Praxis des Yoga lehrte. Nach einer äußerst erfolgreichen Vortragsreihe in Los Angeles gründete Yogananda 1925 auf dem Mount Washington, in der Nähe des Highland Park-Gebiets, das internationale Hauptquartier der Self-Realization Fellowship (Zentrum der Gemeinschaft der Selbstverwirklichung). In den Dreißiger- und Vierzigerjahren unseres 20. Jahrhunderts hielt mein Guru im Süden Kaliforniens Vorträge, unterrichtete und bildete Jünger aus, und schrieb dort viele seiner Bücher.

Zu Beginn des Jahres 1951 zog sich Paramahansaji von den öffentlichen Aktivitäten zurück. In seinem abgeschiedenen Haus in Twenty Nine Palms, Kalifornien, empfing er nur wenige Jünger und schrieb seine umfangreichen Kommentare zur Bhagavad Gita. Ich besuchte ihn dort mehrere Male, wobei er mich in den Abendstunden in seinem Wohnzimmer empfing oder ich mit ihm auf seinem Grundstück spazieren ging.

Während meines letzten Besuches bei Paramahansaji riet er mir: „Erlaube deinem Geist nicht, von Worten und Gewohnheiten anderer beeinflusst zu werden. Verweile nicht in der Vergangenheit und schaue nicht nach links oder nach rechts. Schaue geradeaus. Du musst in dieser Inkarnation den ganzen Weg gehen – du kannst es!“ Danach erzählte er mir von seinen Gedanken und Gefühlen über Sri Yukteswars Mahasamadhi vor vielen Jahren und deutete seinen baldigen Abschied an.

Ich arbeitete gerade in einer Zweigstelle der Self Realization Fellowship in Phoenix, Arizona, als stellvertretender Priester, als ich von einem Bruderjünger am 7. März 1952, spät am Abend, den Anruf erhielt: „Der Meister hat seinen Körper verlassen.“ Bevor ich nach Kalifornien abreiste, leitete ich noch für unsere Mitglieder in Phoenix einen Gedenkgottesdienst für Yogananda.

Einige Monate vor seinem Übergang vertraute Paramahansaji einigen Jüngern an, dass er seine Mission nun erfolgreich vollendet habe: Er hatte eine Organisation gegründet, die auf einem sicheren Fundament stand, und er hatte Nachfolger vorbereitet. Am 7. März wohnte er einem Festessen bei, das zu Ehren des indischen Botschafters in den Vereinigten Staaten, Binay Ranjan Sen, gehalten wurde. Nachdem mein Guru eine kurze Ansprache mit einem seiner Gedichte beendet hatte, hob er seine Augen und verließ seinen Körper. Schon Jahre zuvor hatte er angekündigt: „Wenn ich einmal von euch gehe, möchte ich dies tun, während ich von Gott und den Meistern spreche.“ Sein Körper wurde in der Krypta des Forest Lawn Memorial-Park in Los Angeles bestattet.

Yogananda teilte seinen Schülern mit, dass seine Lehre und sein spiritueller Einfluss zum Segen der Wahrheitssucher noch Jahrhunderte lang weiterbestehen werde. Für jene, die ihn nach ihrer zukünftigen Verbindung mit ihm befragten, antwortete er: „Wenn ihr mich nahe wünscht, werde ich euch nahe sein.“

Nur wenige Menschen wissen,
dass sich das Himmelreich Gottes
vollkommen auf diese Erde erstreckt.
Mahavatar Babaji

Gottes Licht scheint im spirituellen Auge.
Durch dieses Tor schreitet die Seele
in den Bereich der Herrlichkeit Gottes.
Gott kann erkannt werden, wenn man das Heiligtum
des reinen, erleuchteten BEWUSSTSEINS betritt.
Lahiri Mahasaya

Gott ist ohne Anfang und ohne Ende.
Er ist vollkommen und ewig – die eine unsichtbare Wirklichkeit.
Wenn du dir mit konzentrierter Kraft etwas wünschst,
wird dir das Universum den Wunsch erfüllen,
auch wenn er noch nicht manifestiert ist.
Sri Yukteswar

Vergeude nicht deine Zeit mit eitlem Geschwätz,
wenn du in deinem Leben Gottes Führung wünscht.
Stille ist der Altar des GEISTES.
Lass deine Hingabe zu Gott wie ein Holzfeuer sein,
das beständig und lange brennt – nicht wie ein Strohfeuer,
das nur eine helle Flamme hervorbringt
und dann wieder schnell erlischt.
Auf der höchsten Stufe der SELBST-Verwirklichung ist es möglich
das Gewahrsein Gottes immer beizubehalten,
während der Arbeit, des Sprechens
und wo immer auch du dich in dieser Welt befindest.
Aus diesem vollkommenen Zustand gibt es kein Zurückfallen mehr.
Paramahansa Yogananda

Worterklärungen

Absolute – Der transzendente, jenseits der Schöpfung liegende Bereich REINEN BEWUSSTSEINS.

Advaita – Nondualismus. Wenn der Bereich der intellektuellen Unterscheidungskraft geklärt ist und sich Intuition offenbart, wird das Universum als eine ganzheitliche, fortwährende, ungeteilte Manifestation von aufeinander einwirkenden kosmischen Kräften erkannt, die ihren Ursprung in dem einen grenzenlosen Bereich des BEWUSSTSEINS haben und von dort ausströmen.

Äther – Raum. Äther besteht aus feinstofflichen kosmischen Kräften, die noch keine Materie sind, aber das Potenzial in sich tragen, sich als Materie zu manifestieren. Es gibt noch vier andere feinstoffliche Elemente: Luft, Feuer, Wasser und Erde. Sie wirken aufeinander ein, um ihre entsprechenden Manifestationen in der Materie hervorzurufen. Diese fünf feinstofflichen Elemente sind die wahre Essenz [tattwas] des manifestierten Universums. Die physische Manifestation einer dieser Elemente geschieht, wenn sich die Hälfte eines feinstofflichen Elementes mit je einem Achtel der anderen vier feinstofflichen Elemente verbindet.

Agni – Feuer. Es ist eines der fünf Ur-Elemente der Schöpfung. Charakteristisch ist sein umwandelnder Einfluss, der die psychologischen und biochemischen Umwandlungen mit einschließt. Der „Tejas"-Aspekt von Agni vitalisiert den Geist, manifestiert im Körper strahlende Gesundheit und beeinflusst die Sehkraft. Agni offenbart sich auch als göttliche Kraft und Willenskraft, was dazu führt, dass sich das Potenzial der Seele verwirklichen kann.

Agnostizismus – Eine Theorie, die besagt, dass Gott nicht erkannt werden kann, obwohl die Existenz Gottes nicht geleugnet wird. Ein Agnostiker ist der Meinung, dass nur die durch die Sinne wahrgenommenen Phänomene zum Gegenstand der Wissenschaften erhoben werden können (siehe auch *Atheismus*).

Ahamkara – Das illusorische Gefühl einer eigenständigen Ich-Persönlichkeit. Wenn die Seele zwischen sich als REINEM BEWUSSTSEIN und dem täuschenden Gefühl eines Ich-Seins nicht unterscheidet, entwickelt sich die fälschliche Annahme einer von Gott getrennten Existenz.

Aschram – Ein stiller, abgeschiedener Aufenthaltsort für Studium und spirituelle Praxis. Ein Aschram sorgt für eine förderliche Umgebung, in welcher der Gottsucher, eng verbunden mit der Natur, ohne Ablenkung leben kann. Es sollten dort nur erhebende, inspirierende Einflüsse vorherrschen, um die Seeleneigenschaften zu fördern und sie zur Entfaltung zu bringen.

Astralebene – Der Bereich der Lebensenergien und Lebenskräfte. Von dieser Ebene inkarnieren Seelen und kehren zwischen ihren Aufenthalten auf der Erde wieder dorthin zurück. Spirituell fortgeschrittene Seelen können diesen Bereich überschreiten und ihr Erwachen in den feinstofflicheren kausalen Ebenen fortsetzen, oder auch ihre Verwicklung mit allen Ausdrucksformen der Schöpfung transzendieren und auflösen (siehe auch *Kausal-Ebene*).

Atheismus – Verleugnung und Zweifel an der Existenz Gottes, Nicht-Glauben an Gott (siehe auch *Agnostizismus*).

Atman oder **Atma** – Das wahre oder wirkliche, ewige Wesen jeder Person und jeder Kreatur. Wenn sich BEWUSSTSEIN individualisiert und sich mit Materie und Geist identifiziert, wird es als Seele bezeichnet. Das Wort Atman wird benutzt, um das Höchste Wesen zu bezeichnen. Paramatman (*para* – jenseits) ist der Bereich des unveränderlichen REINEN BEWUSSTSEINS.

Avatar – Das Erscheinen und die Manifestation göttlicher Eigenschaften und Mächte in menschlicher Form. Ein Avatar ist eine vollkommene Inkarnation Gottes, mit der Aufgabe, das planetarische Bewusstsein mit göttlichen Einflüssen zu bereichern. Gelegentlich spielen Avatare eine dramatische Rolle, doch kann ihr spiritueller

Status von ihren Mitmenschen auch unerkannt bleiben. Ihre erlösende Tätigkeit wirkt in Übereinstimmung mit den der Schöpfung innewohnenden Tendenzen, die sich als evolutionärer Trend oder als evolutionäres Wirken zeigen.

Avidya – Nicht-Wissen, Unwissenheit im Gegensatz zu *„Vidya"*, der Erkenntnis und des Wissens von Gottes Wirklichkeit und seinen Ausdrucksformen.

Ayurveda – *Ayus* – Leben; *Veda* – Wissen, Erkenntnis. Es ist ein natürlicher Weg zu vollkommenem Wohlbefinden, der vor Jahrtausenden in Indien entstand. Der Überlieferung nach wurde Ayurveda den Menschen von den Göttern gelehrt. Ein ayurvedischer Arzt diagnostiziert Krankheiten, indem er Puls, Temperatur, Hautbeschaffenheit und Augen überprüft und die psychologischen Eigenschaften, Verhaltensweisen und andere Faktoren des Patienten berücksichtigt. Die Behandlung beinhaltet unter anderem Ernährungsempfehlungen und Kräuter für bestimmte Zwecke, sowie Entgiftungsmaßnahmen, um den Körper von Schlacken zu reinigen. Auch erfährt der Patient wie man gewinnbringend meditiert und was man sonst noch tun kann um wieder Harmonie in seiner persönlichen Körper-Geist-Konstitution herzustellen.

In unserem Körper wirken drei feinstoffliche Prinzipien – *Doshas* – welche die physiologischen Funktionen im Körper bestimmen und seinen psychologischen Zustand beeinflussen (*Vata* – Raum-Luft, *Pitta* – Feuer, *Kapha* – Wasser-Erde). Es wird angestrebt, diese drei Doshas im Gleichklang zu halten. Um die verlorene Harmonie der Doshas wieder zurück zu gewinnen, werden u. a. bestimmte Verhaltensweisen für den persönlichen Lebensstil verordnet.

Es werden bestimmte Nahrungsmittel empfohlen, die wegen ihres Geschmacks (süß, sauer, salzig, scharf, bitter und zusammenziehend) diese bestimmenden Prinzipien beeinflussen. Die Nahrungsmittelumwandlung erfolgt in sieben Stufen: Plasma, Blut, Muskeln, Fett, Knochen, Fortpflanzungsessenzen und feinstoffliche Lebenskraft, genannt *Ojas*.

In der *Charaka Samhita*, einem grundlegenden ayurvedischen Text, sind über fünfhundert Kräuter mit einer Beschreibung für den medizinischen Gebrauch angeführt. Von Indien aus verbreitete sich das ayurvedische Wissen nach Tibet und China, in den Mittelmeerraum und schließlich in den Westen. Die Heilkunst des Ayurveda nahm in Indien während der britischen Herrschaft wegen staatlicher Zulassungsvoraussetzungen in den Stadtgebieten ab, blieb aber bei der ländlichen Bevölkerung die hauptsächliche Behandlungsart. Heute gibt es in Indien und in anderen Ländern mehrere ayurvedische Hochschulen, und auch die wissenschaftliche Forschung versucht die Wirkung dieses Gesundheitssystems zu untersuchen und zu bestätigen.

Die *Siddha-Medizin*, ein ähnliches Gesundheitssystem, entwickelte sich in den südlichen Gebieten Indiens. Man glaubt, dass ihre mannigfaltigen Texte von erleuchteten Heiligen geschrieben wurden, von denen besonders *Agastya* verehrt wird. Ärzte der Siddha-Medizin verschreiben bis heute zur Heilung und Verjüngung oft auch die Anwendung von Edelsteinpulver und das Pulver von gereinigten Metallen. Es waren Yogis, die Vor Jahrtausenden zur Gesunderhaltung und Lebensverlängerung verschiedene Methoden untersuchten und die entdeckten, wie sie mit Hilfe eines langen gesunden Lebens zur Befreiung des Bewusstseins gelangen konnten. Ein Teil ihres Wissens stellten sie dem Wohlergehen der weltlichen Bevölkerung zur Verfügung (siehe auch *Ojas*).

Babaji – *Baba* – Vater. Die Nachsilbe *„ji“* am Ende eines Namens wird dazu verwendet, um Respekt anzuzeigen (*ji* – verehrungswürdig). In Asien werden viele verehrte Heilige als Baba oder Babaji bezeichnet. Mahavatar Babaji (*maha* – groß; siehe auch *Avatar*) ist der Name eines erleuchteten Heiligen, der die uralte Lehre und Praxis des Kriya-Yoga während des 19. Jahrhunderts in Indien wieder aufleben ließ und sie einer größeren Öffentlichkeit zugängig machte.

Für eine heilige Frau verwendet man oft den Namen *Mataji* (*Mata* – Mutter).

Bewusstsein – Im allgemeinen Sprachgebrauch ein Zustand der Bewusstheit oder eine Art des Gewahrseins und Gewahrwerdens. In metaphysischer Bedeutung wird BEWUSSTSEIN als die Wirklichkeit des Wesens Gottes, der Seele und aller Ausdrucksformen der Schöpfung verstanden. (Anmerkung des Übersetzers: In diesem Falle wird BEWUSSTSEIN mit großen Buchstaben geschrieben.)

Bhagavad Gita – Heiliges oder Göttliches Lied (*bhay* – verehren oder lieben, *gita* – Lied). In dieser, von Millionen von Menschen hoch geschätzten Schrift, erklärt Krishna als göttliche Inkarnation seinem Schüler Arjuna den „ewigen Weg der Rechtschaffenheit" sowie die Wege der Erkenntnis, des selbstlosen Dienens, der Hingabe und der Meditation. Das häufige Lesen der Bhagavad Gita kann den Geist klären und innewohnende spirituelle Eigenschaften und Fähigkeiten erwecken. (Für eine Einführung zu diesem Text siehe *Teil III* des Buches.)

Bhagavan – Der Herr, das Herrschende. Der Name wird auch für einen Menschen verwendet, der unendliche spirituelle Macht und Größe, Rechtschaffenheit, Erkenntnis, Großartigkeit und Entsagungsfähigkeit besitzt.

Bhakti – Leidenschaftliche, hingebungsvolle Liebe zu Gott, die zu GOTT-Verwirklichung und zu der Erkenntnis führt, dass jede Person und Kreatur im innersten Wesen göttlich ist. Liebe klärt den Geist und offenbart die Eigenschaften unserer Seele.

Brahma – Die sich ausdehnende und sich projizierende Ausdrucksform der Gottheit, die zu vollständiger Manifestation der Schöpfung führt. *Vishnu* ist der Name für jene Ausdrucksform Gottes, die das Universum bewahrt und erhält. *Shiva* ist der Name für den sich verwandelnden, transformierenden Aspekt Gottes, welcher Formen und Umstände auflöst, um neue Ausdrucksformen zu ermöglichen. Shiva ist auch ein Ausdruck für das HÖCHSTE BEWUSSTSEIN. *Shakti*, die schöpferische kosmische Energie des HÖCHSTEN BEWUSSTSEINS, wird als dessen weibliche Ausdrucksform, welche die Welten manifestiert und belebt, bezeichnet (siehe auch *Shakti*).

Brahmacharya – *Brahma* – göttlich, *charya* – sich verhalten. Dieser Begriff bedeutet diszipliniertes Umgehen mit der Lebenskraft, mit Einflüssen aus geistigen und emotionalen Bereichen und mit Impulsen der Sinneswahrnehmungen. Ebenso ist damit der weise Gebrauch der Lebensenergien gemeint, was bedeutet, dass man sie bewahrt, umwandelt und befreit und für ein sinnvolles und spirituelles Leben nutzt. Transformierte, umgewandelte Energien steigern unsere Reserven an *Ojas*, einer feinstofflichen Energie, die zu umfassender Gesundheit und Vitalität beiträgt.

Brahman – Die Höchste Wirklichkeit, das ABSOLUTE.

Buddha – Ein Seher königlicher Abstammung, der um 500 v. Chr. in Nordindien lebte. Als junger Mann schmerzte es ihn sehr, als er vom Leid der gewönlichen Menschen in der Gesellschaft erfuhr. Nachdem er geheiratet hatte und sein Sohn geboren war, verließ er sein Zuhause auf der Suche nach höherer Erkenntnis. Längere Zeit unterwarf er sich asketischen Yogaübungen und nahm schließlich einen „Weg der Mitte“ an, einen Weg des rechten, sinnvollen Maßes, und erwachte damit zur Befreiung des Bewusstseins. Nach seiner Erleuchtung durchwanderte Buddha fast ein halbes Jahrhundert das Tal des Ganges, lehrte und scharte eine Gruppe von Entsagenden um sich. Er lehrte Liebe, Wohlwollen, Hingabe an die Wahrheit, das Aufgeben von Wünschen und den Verzicht auf die Abhängigkeit von äußeren Dingen. Im Buddhismus wird spirituelle Erleuchtung als die Erkenntnis und Erfahrung unseres WAHREN SELBST gesehen, das allen Menschen eigen ist. Das Wort *„Buddha“* wird auch als Bezeichnung für einen Erleuchteten verwendet.

Buddhi – Vom Wortstamm *budh* – wissen; eine intellektuelle Kraft, die Fähigkeit der Unterscheidung. Da alle Seelen Ausdruck des EINEN BEWUSSTSEINS sind, haben alle Seelen eine „Buddha-Natur“. Wenn diese wahre Natur direkt erfahren wird, führt dies zu „Nirwana“, dem Auslöschen des illusorischen Gefühls einer unabhängigen, getrennten Existenz.

Chakra – Ein astrales Energiezentrum, durch das die Lebenskräfte fließen.

Das erste Chakra (*Muladhara* – Grundlage, Fundament) am unteren Ende der Wirbelsäule, repräsentiert das Erdelement. Der Geschmack ist süß. (Dieser kann vom Meditierenden im Mund oder in der Kehle gespürt werden, wenn er seine Aufmerksamkeit darauf richtet, oder wenn durch die Aktivitäten der Chakren biochemische Vorgänge beeinflusst werden.) Die Farbe ist gelb. Der Klang ist dem Summen der Bienen ähnlich. Die diesem Chakra entsprechenden psychologischen Verhaltensweisen sind Rastlosigkeit, Unsicherheit und Verhaftungen.

Das zweite Chakra (*Swadisthana* – Sitz des Ich) an der Kreuzbeinregion der Wirbelsäule, repräsentiert das Wasserelement. Sein Geschmack ist zusammenziehend, seine Farbe weiß. Die Klangschwingung ähnelt der einer Flöte. Der entsprechende psychologische Zustand wird charakterisiert durch Begehren, Sinnlichkeit, und dem Wunsch nach Entdeckung der eigenen Persönlichkeit.

Das dritte Chakra (*Manipura* – Stadt der Perlen) in der Lendengegend der Wirbelsäule, repräsentiert das Feuerelement. Sein Geschmack ist bitter, die Farbe rot. Der Klang ist einer Harfe ähnlich. Die typischen psychologischen Charaktereigenschaften zeigen egoistische Züge und starke Willenskraft.

Das vierte Chakra (*Anahata* – unangeschlagener Klang) im Brustgebiet der Wirbelsäule, repräsentiert das Luftelement. Sein Geschmack ist sauer, seine Farbe blau. Der Klang ist einem dahinfließenden, anhaltenden Gongschlag ähnlich. Der psychologische Zustand zeigt sich im Streben nach spiritueller Weiterentwicklung, die durch manch entmutigende Phasen läuft, weil die Unterscheidungskraft noch fehlerhaft ist.

Das fünfte Chakra (*Vishudda* – rein) im Halsbereich der Wirbelsäule gegenüber der Kehle, repräsentiert das Ätherelement. Sein Geschmack ist scharf, seine Farbe grau oder neblig mit funkelnden Lichtpunkten. Seine Klangfrequenz wird als Donner oder Rauschen des Ozeans wahrgenommen. Der psychologische Zustand, der diesem Chakra zugeordnet wird, zeigt sich im Streben nach Erkenntnis.

Das sechste Chakra (*Ajna* – Herrschaft oder Kontrolle) ist das spirituelle Auge zwischen den Augenbrauen, welches das Licht der Lebenskraft von der Medulla oblongata an der Schädelbasis, reflektiert. Es wird als strahlende weiße Lichtkugel oder als ein dunkelblaues Licht, umgeben von einem goldenen Schein, wahrgenommen. Im blauen Licht kann man einen Stern erblicken.

Das siebte Chakra (*Sahasrara* – tausendblättrig) befindet sich in den oberen Gehirnbereichen, obwohl es nicht darauf begrenzt ist. Seine Ausstrahlung ist weiß und strahlend wie „tausend Sonnen". Wenn sich das Bewusstsein mit dem sechsten und siebten Chakra identifiziert, sind psychologische Zustände überwunden. Wenn man während der Meditation die Konzentration auf diese beiden Chakren lenkt, kann man dem Klang des OM lauschen und damit in die transzendenten Zustände des Samadhi gleiten.

Chitta – REINES BEWUSSTSEIN, das sich als individualisierte Seele mit dem Geist und seinen Inhalten und Ausdrucksweisen identifiziert hat. Der natürliche Zustand des SELBST ist Samadhi.

Chitti – REINES BEWUSSTSEIN

Deva – Das, was strahlt, ein Gott. In einigen philosophischen Systemen betrachtet man die Götter (*Devas*) und Göttinnen (*Devis*) als spirituell strahlende Wesen, die in feinstofflichen oder himmlischen Bereichen leben. Im Sinne einer genaueren Definition sind es kosmische Kräfte, welche die universalen Vorgänge steuern und die auch eingesetzt werden können, um menschliche Angelegenheiten zu beeinflussen.

Dharma – Die Kraft, die das Universum erhält, unterstützt und evolutionäre Vorgänge bewirkt. Mit dem Dharma im Einklang zu sein bedeutet rechtschaffen, angemessen und richtig zu leben. Wir erfüllen unser persönliches Dharma, wenn wir einen Lebensweg gehen, der in Übereinstimmung mit der universalen Ordnung ist.

Dosha – Siehe *Ayurveda*.

Ego – Die fälschliche Annahme eines persönlichen „Schein-Ichs", das unser wahres SELBST verdeckt und ein Gefühl des Getrenntseins von Gott erzeugt. Es entsteht aufgrund eines intellektuellen Irrtums oder durch eine Täuschung unserer Wahrnehmung. Dies bildet die Grundlage für den Egoismus. Die Seele fühlt sich getrennt von ihrem Ursprung und identifiziert sich mit einem begrenzten Bewusstsein. Egoismus ist ein Zustand der Selbstbezogenheit, ein extremes oder überzogenes Persönlichkeitsgefühl, das sich oft in Arroganz und egoistischem Eigenwillen zeigt. Wenn die falsche Wahrnehmung eines Ich-Seins korrigiert wird, erkennt sich die Seele als individuelle Ausdrucksform des Göttlichen und lässt sich nicht durch die persönliche, menschliche Betrachtungsweise begrenzen (siehe auch *Illusion*).

Einweihung – Siehe *Initiation*.

Geist – *Manas* – denken. Hiervon leitet sich das Wort *man, Mann, Mensch* – Denker ab. Das Wahrnehmungs- und Informationsverarbeitungsinstrument der Menschen und Geschöpfe. Der Kosmische oder Universale Geist besteht, wie auch der individualisierte Geist, aus kosmischen Kräften und wird von den Einflüssen der in der Schöpfung wirkenden drei grundlegenden Eigenschaften (den *Gunas*) reguliert.

Glückseligkeit – Die unverfälschte, reine Freude im klaren Bewusstseinszustand des REINEN SEINS. Nicht zu verwechseln mit einer emotionalen Stimmung oder einem Glücksgefühl.

Gott – Das Höchste Wesen. Die äußere Manifestation des GÖTTLICHEN BEWUSSTSEINS, das nun Attribute und Eigenschaften aufweist.

Guna – Jene Eigenschaft oder Beschaffenheit des BEWUSSTSEINS, welche die Kräfte der Schöpfung reguliert. Das Wirken der gesamten Schöpfung hängt vom Einfluss der drei Gunas ab: *Sattva-Guna* trägt zu Reinheit und Erleuchtung bei. *Rajas-Guna* fördert Bewegung und

Umwandlung. *Tamas-Guna* bewirkt Schwere und Trägheit. Dieser Einfluss überwiegt auf der materiellen Ebene und trübt den menschlichen Geist (siehe auch *Maya*).

Guru – Lehrer. Die Kraft, welche Dunkelheit oder Unwissenheit vertreibt. Der wahre Guru ist das Licht und die Wirklichkeit Gottes, die Geist und Bewusstsein des Schülers zur Wahrheit führen. Ein *Sat-Guru* ist ein erleuchteter Lehrer (*Sat* – die Wahrheit über das Sein, *Guru* – ein Lehrer, der die Wahrheit offenbart.)

Himmel – Ursprünglich ein Ausdruck für das Weltall, später ein Begriff für ein religiöses Ideal, bzw. einen religiösen Ort. Im Gedankengut des Mittleren Ostens wurde der Himmel als ein Teil des sichtbaren Kosmos gesehen, der auf einen jenseitigen transzendentalen Bereich hindeutet. In der alten griechischen Mythologie wohnt Zeus (der Göttervater) auf dem Berg Olymp. Die Verfasser des Alten Testamentes bezeichnen den Himmel als Aufenthaltsort Gottes, von dem aus er die Welt regiert und wohin letztendlich rechtschaffene Gläubige gelangen. Das Neue Testament hingegen bietet eine veränderte Verständnisweise: Der Himmel ist sowohl der Aufenthaltsort Gottes als auch ein Zustand des Gesegnetseins, den die spirituell Vorbereiteten erfahren. Verschiedene Sekten haben ihre eigenen Vorstellungen über einen Himmel und einen davon entgegengesetzten Ort oder Zustand. Wenn unser Verständnis frei von jeglicher Täuschung ist, führt dies zur direkten Einsicht und Erfahrung der Wahrheit. Es ist der Grad unserer SELBST- und GOTTES-Verwirklichung, der unsere persönlichen Umstände bestimmt.

Illusion – Falsches Wahrnehmungsvermögen; das Fehlen oder die Unfähigkeit genauestens zu verstehen, was man subjektiv oder objektiv beobachtet. Illusionen sind Trugbilder, die das Gewahrsein verzerren und von denen man glaubt, sie seien wahr. Diese Täuschungen tragen zu geistigen und emotionalen Konflikten bei. Wenn die Illusionen beseitigt sind, befindet sich das Seelenbewusstsein wieder in seiner ursprünglichen Vollkommenheit (siehe auch *Ego*).

Imagination – Ein Visualisieren oder geistiges Sich-Vorstellen von etwas, was gegenwärtig von den Sinnen nicht wahrgenommen wird. *Schöpferische Imagination* unterscheidet sich von Tagträumerei oder Phantasie dadurch, dass man durch diszipliniertes Visualisieren oder Imaginieren seine geistige Vorstellung konzentriert, und somit die Möglichkeit zur Verwirklichung der erwünschten Ziele schafft.

Initiation – Lateinisch initium – der Anfang; inire – hineingehen. Initiation ist ein Ritus oder Vorgang, bei dem jemand in ein Wissensgebiet und in eine Gemeinschaft eingeführt wird, die dieses Wissen pflegt. Bei der Einweihung in Kriya-Yoga erteilt der Guru oder ein Stellvertreter des Gurus Anleitungen über fortgeschrittene Meditationsmethoden und empfehlenswerte Verhaltensweisen. Während des Initiationsritus werden die Seelenkräfte im Schüler erweckt und er wird ermutigt, eine regelmäßige Praxis aufzunehmen und sich geistig und spirituell auf die Gurus der Lehrtradition einzustimmen.

Ishwara oder **Isvara** – Die Ausdrucksform Gottes, welche die Schöpfung regiert und leitet. Sie wird auch „der Herr“ genannt oder als „der herrschende Einfluss“ bezeichnet.

Japa – Die Wiederholung eines Mantras oder der verschiedenen Namen Gottes zur Pflege der Hingabe und zur Förderung meditativer Konzentration. Eine *Japmala* (*Mala*) ist eine Kette mit Holzperlen, mit der die Wiederholungen gezählt werden oder womit die Aufmerksamkeit des Meditierenden im kontemplativen Gebet konzentriert wird. Der Rosenkranz der Katholiken dient demselben Zweck.

Jivanmukta – Einer, der die Befreiung (*Mukta*) der Seele (*Jiva*) erreicht hat, während er noch in seinem Körper weilt. Obwohl noch Spuren von Karma (unter- und unbewusste Eindrücke) vorhanden sein können, ist seine Seele frei, weil er SELBST-Verwirklichung erlangt hat. Das zukünftige Handeln einer befreiten Seele wird weniger durch karmische Zwänge als durch ihre innewohnende Intelligenz, durch die Wahl ihres Tuns und ihrer Empfänglichkeit für die Gnade bestimmt. Ein *Paramukta* (*para* – darüber hinaus, jenseits von) ist gänzlich befreit, unterliegt keinen Täuschungen und Illusionen mehr und ist frei von karmischen Zwängen.

Jnana – Erkenntnis, Wissen, insbesondere Gotteserkenntnis.

Kalpa – Ein Zeitalter oder eine Zeitdauer (siehe auch *Yuga*).

Karma – Wortstamm *kri* – handeln, tun, etwas geschehen machen; das, was Wirkungen verursacht. Unsere persönlichen Erfahrungen werden von unter- und unbewussten Einflüssen, Neigungen, Gewohnheiten, Denkvorgängen und verschiedenartigen Bewusstseinszuständen bestimmt. Unser Karma wird danach bestimmt, wie viel von mentalen, emotionalen und körperlichen Eindrücken wir in unser Bewusstsein eingelassen haben. Parabdha Karma ist der Rest von jenen unterschwelligen Eindrücken, die das Potenzial in sich tragen, zukünftige Wirkungen hervorzurufen. Wenn man erkennt, dass ihre mögliche Auswirkung ohne Schaden für uns sein wird, kann man ihnen erlauben, sich auszudrücken und wird damit ihre zugrunde liegende treibende Kraft schwächen und erschöpfen. Wir können sie aber auch neutralisieren und auflösen, indem wir ein sinnvolles Leben führen, hingebungsvoll beten, meditieren und wiederholt überbewusste Zustände (Samadhi) erfahren. Ebenso vermag die alles überragende Kraft der GOTT-Verwirklichung das Karma auszulöschen (siehe auch *Samskara*).

Kausalebene – Die Ebene elektrischer und magnetischer Eigenschaften, die der astralen und physischen Manifestation vorausgeht. Hier leben Seelen, die weiter zu transzendenten Ebenen erwachen wollen und auch jene, die wieder zurück zur astralen Ebene inkarnieren (siehe auch *Astralebene*).

Kosmisches Bewusstsein – Ein teilweises oder vollständiges Gewahrsein des BEWUSSTSEINS (siehe auch *Bewusstsein*) und seiner verschiedenen Ausdrucksformen, die eine Einheit oder ein zusammenhängendes Ganzes bilden. Normalerweise entfaltet sich das Kosmische Bewusstsein allmählich und geht mit dem sich offenbarenden innewohnenden Wissen des SELBST einher. Dieses Erwachen kann durch das Aufgeben egozentrischer und ichbezogener Verhaltensweisen, durch Streben nach spirituellem Wachstum, durch Gebet, überbewusste Meditation und durch Hingabe an Gott gefördert werden. Kosmisches Bewusstsein entfaltet sich, wenn sich meditative, überbewusste Zustände in das normale Wachbewusstsein hinein erstrecken. Es kann aber auch spontan erfahren werden.

Kosmischer Geist – Die eine Geist-Substanz, wovon der individualisierte Geist ein Aspekt bzw. Teil ist. Geist, Kosmischer Geist oder individualisierter Geist, beinhaltet: den Bereich des Bewusstseins, das Gefühl einer Eigenidentität (das Ego); den Intellekt oder die Fähigkeit zur Unterscheidung; den Aspekt, der Informationen verarbeitet – *Manas*, das, was denkt. Durch den Geist steht die verkörperte Seele mit dem Kosmischen Geist in Verbindung. Unsere geistigen Zustände, unterschwelligen Neigungen, Gedanken, Wünsche und Absichten kommunizieren mit dem Kosmischen Geist, der die Anlage in sich trägt, korrespondierende Bedingungen und Umstände zu manifestieren.

Kriya – Handeln, Aktivität, Vorgangsweise. Kriyas sind Handlungen, die zur Förderung des Wohlbefindens, Erfolgs und zur Erfüllung oder Wiederherstellung des Seelengewahrseins in den Zustand der Einheit und Vollkommenheit durchgeführt werden. Wenn Kundalini-Energien (*Shakti*) zu fließen beginnen, können spontane, umwandelnde Vorgänge geschehen, die auch als Kriyas bezeichnet werden.

Kriya-Yoga – *Kriya* – handeln, *Yoga* – verbinden, vereinen. Kriya-Yoga beinhaltet Übungen und Verfahrensweisen, die dazu beitragen, dass das Seelengewahrsein der Einheit und Vollkommenheit wieder hergestellt wird. In der Lehrtradition von Babaji, Lahiri Mahasaya, Sri Yukteswar, Paramahansa Yogananda und seinen Nachfolgern bestehen die Kriya-Yoga-Übungen aus besonderen Meditationstechniken, die den Meditierenden befähigen, den Fluss der Lebenskraftströme zu regulieren. Dies bewirkt, dass sich die geistige Rastlosigkeit beruhigt, sich der Intellekt schärft, sich Nervensystem und Körper verfeinern, und wir werden fähig, in kontemplativer Meditation zu verweilen. Ebenso schließt der Weg des Kriya-Yoga gesunde und förderliche Lebensverhaltensweisen mit ein.

Kundalini – Das schlafende schöpferische Energiepotenzial im Körper und in der Schöpfung. Wenn Kundalini in der Schöpfung erwacht, treten Lebensformen in Erscheinung und erwachen zum Leben. Erwacht Kundalini im Menschen, so entfalten sich die Eigenschaften der Seele. Psychologische Umwandlungsprozesse geschehen, intellektuelle und intuitive Kräfte werden gesteigert und auch die spontane Erfahrung von außergewöhnlichen Fähigkeiten und überbewussten und transzendenten Zuständen wird möglich.

Lahiri Mahasaya – (30. September 1828 – 26. September 1895), Schüler von Mahavatar Babaji und der Guru von Sri Yukteswar. Er führte ein unauffälliges Leben, das der Familie, der Arbeit und seinen gesellschaftlichen Pflichten gewidmet war. Lahiri Mahasaya bot den Weg des Kriya-Yoga aufrichtigen Wahrheitssuchern in allen Bereichen der Gesellschaft an.

Liebe – Derjenige Einfluss des BEWUSSTSEINS, der die Seele von der Bindung an Geist und Materie befreit. Die anziehende und offenbarende Kraft, die wir als Liebe bezeichnen, ist eine Ausdrucksform Gottes. Gewöhnlich spricht man von Vaterlandsliebe, Nächstenliebe und Liebe, wenn man emotionale Zuneigung oder gefühlvolle Anziehungskraft meint. Reine Liebe aber heilt, erlöst und ruft in uns Seelenqualitäten wach und lädt uns ein, sich auf die höchste und beste aller Beziehungen [zu Gott] einzulassen und sich ihr hinzugeben.

Mantra – *Manas* – Geist, Gemüt; das, was denkt; *tra* – schützen. Ein Meditations-Mantra ist ein bedeutsames, machtvolles, mit Kraft geladenes Wort oder eine Wortfolge, die dazu dient die Aufmerksamkeit zu konzentrieren und unser Bewusstsein von Gedankenvorgängen abzulenken, damit man REINES BEWUSSTSEIN erfahren kann.

Maya – Das, was misst, bestimmt, begrenzt und Formen erschafft. Maya ist die Ursubstanz der Schöpfung mit folgenden Bestandteilen: vibrierende schöpferische Kraft (OM), Raum, Zeit und kosmische Kräfte, die aber noch keine Materie sind, sich aber als Materie manifestieren können, wenn die in der Schöpfung wirkenden drei bestimmenden Eigenschaften (Gunas) ihren Einfluss ausüben. Maya wird wegen ihrer formbildenden Neigung manchmal als Göttliche Mutter oder Mutter der Schöpfung bezeichnet. Eine andere Eigenschaft der Maya liegt darin, die Wahrnehmungskraft der Seele zu verhüllen und zu trüben. Wenn sich eine Seele mit dem Bereich der Schöpfung verwickelt, werden ihre intuitiven und intellektuellen Fähigkeiten verhüllt oder verschleiert. Obwohl Maya trügerisch ist, ist Maya keine Einbildung. Sie ist die Substanz jeder Manifestation im Bereich der materiellen Schöpfung (siehe auch *Guna*).

Meditation – Ununterbrochenes Fließen der Aufmerksamkeit auf ein Objekt der Konzentration. Anhaltende Meditation führt zur *Kontemplation*. Je nach Absicht des Meditierenden kann sie zur Verschmelzung mit dem Objekt der Kontemplation oder zur direkten Erfahrung des REINEN BEWUSSTSEINS führen.

Metapyhsik – Griechisch *meta* – nach, darüber hinaus; *Physika* – die physische, physikalische Ausdrucksform der Schöpfung. Jener Zweig der Philosophie, der die zugrunde liegenden Prinzipien der letztendlichen Wirklichkeit, der Natur des Seins, sowie die Ursachen für das Universum, seine Ausdrucksformen und sein Wirken erforscht.

Mudra – Eine symbolische Geste, sowie ein yogisches Verfahren, um die Lebenskraft im Körper zu regulieren oder anzuregen, oder um Herrschaft über unbewusste Vorgänge zu erreichen.

Nadi – Ein Kanal oder eine feinstoffliche Bahn, durch die *Prana* im Körper fließt. *Ida* ist der linke Kanal entlang der Wirbelsäule und charakterisiert den Mondeinfluss. *Pingala* ist der rechte Kanal, der den Sonneneinfluss kennzeichnet. Der zentrale Kanal in der Wirbelsäule wird als *Sushumna* bezeichnet. Es ist der Weg, durch den der Meditierende die Lebenskraft lenkt, wenn er gewisse Kriya-Meditationstechniken oder ähnliche Übungen praktiziert. Die *Sushumna* ist die äußere Hülle für zwei subtile astrale Bahnen, *Vajra* und *Chittra*. Innerhalb dieser befindet sich *Brahmanadi*, der als „Strom des Bewusstseins“ bezeichnet wird. Wenn sich das Bewusstsein mit den *Vajra-* und *Chittra-Nadis* identifiziert, sind astrale Wahrnehmungen und Erfahrungen möglich. Identifiziert sich das Bewusstsein mit *Brahmanadi*, werden höhere und transzendente *Samadhi*-Zustände möglich.

Nirguna-Brahma – HÖCHSTES BEWUSSTSEIN ohne Eigenschaften. *Saguna-Brahma* ist HÖCHSTES BEWUSSSTSEIN, das sich mit Eigenschaften manifestiert.

Niyama – Nicht-Enthaltung (*Ni-Yama*). Niyama bedeutet förderliches und sinnvolles Handeln. Man achtet auf innere und äußere Reinheit, bewahrt in allen Umständen des Lebens einen ausgeglichenen Seelenzustand und unterwirft sich disziplinierenden Übungen, die zur psychologischen Umwandlung beitragen. Ebenso sollte man Wahrheitsliteratur studieren, meditieren und über höhere Wirklichkeiten kontemplieren, um zur SELBST-Erkenntnis zu erwachen. Schließlich sollte das illusionäre Gefühl einer unabhängigen Eigenpersönlichkeit, zugunsten des Bewusstwerdens und der Erkenntnis transzendenter Wirklichkeiten, aufgegeben werden (siehe auch *Yama*).

Ojas – Die feinstofflichste Form der Energie in materieller Form, die Körper und Geist stärkt, vitalisiert und das Gewahrsein steigert. Ojas entsteht als letztes Produkt der Nahrungsmittelverwertung. Ojas kann man steigern und vermehren durch richtiges Handhaben von Stress, durch Erhaltung und Umwandlung der physischen und geistigen Energien, durch geistige Ruhe, durch ein gesundes Leben, durch spirituelle Übungen und durch überbewusste Zustände.

OM (AUM) – Der schöpferische Tonstrom, der aus der Gottheit entspringt und aus dem alle Manifestationen der Schöpfung entstehen. OM ist das reinste aller Meditationsmantren, von dem alle anderen Mantren ihre Kraft ableiten.

Paramahansa – *Para* – jenseits oder transzendent; *Hansa* – Schwan. Ein Titel für einen spirituellen Meister – für eine Seele, frei von jeder Bindung, weil ihr Verhalten von Weisheit geleitet und somit immer spontan richtig ist. Wie ein Schwan, der auf der Erde lebt und sich doch frei in den Lüften bewegen kann, so lebt ein Paramahansa in dieser Welt, wird aber von ihr nicht mehr beeinflusst oder begrenzt. In der Mythologie ist ein Schwan fähig aus einem Milch-Wasser-Gemisch nur die Milch zu trinken. Ein Paramahansa lebt nur von der göttlichen Essenz, während er ohne Begrenzungen in der Welt lebt.

Paramahansa Yogananda – (5. Januar 1893 – 7. März 1952), Schüler von Sri Yukteswar und der Guru von Roy Eugene Davis. Geboren in Indien, lebte er ab 1920 bis zu seinem *Mahasamadhi* (bewusstes Verlassen des Körpers) am 7. März 1952 in Amerika. Sein berühmtestes Buch ist die *„Autobiographie eines Yogi"*.

Prakriti – Der allererste, ursprüngliche Bereich der Schöpfung, der aus den feinstofflichen Elementen, ihren Manifestationen und erkennbaren Eigenschaften besteht. Prakriti wird durch *Purusha*, dem Höchsten Wesen erschaffen und belebt (siehe auch *Atman*).

Prana – *Pra* – hervor, *an* – atmen; die Lebenskraft. Prana und seine verschiedenen Ausdrucksformen beeinflussen bestimmte lebenserhaltende Funktionen im Körper. Die Lebenskraft der Seele belebt den Körper und fließt durch die *Medulla oblongata* (an der Schädelbasis) ein. Wenn Prana frei zirkuliert herrscht Gesundheit. Ist der Pranafluss schwach oder ungleichmäßig, können physische oder psychische Störungen entstehen. *Pranayama*-Übungen harmonisieren den Pranafluss im Körper und fördern seine Verteilung (siehe auch *Pranayama* und *Chakra*).

Es wirken fünf verschiedene Ausdrucksformen von Prana im Körper:

1. *Udana*: aufwärtsfließendes Prana – Sitz in der Kehle. Es fördert das Sprechvermögen.
2. *Prana*: Sitz im Brustkorb. Es reguliert die Atmung.
3. *Samana*: Sitz im Magen und Darm. Es reguliert die Verdauung, die Nahrungsverwertung und die biochemischen Vorgänge.
4. *Apana*: Sitz unterhalb des Nabels. Es reguliert die Ausscheidung der Abfallprodukte des Körpers.

5. *Uyana*: durchdringt den ganzen Körper. Es steuert die Bewegung und den Fluss der anderen Prana-Arten

Pranayama – *Pran(a)* – Lebenskraft; *ayama* – nicht behindert oder frei fließend. Pranayama geschieht auf natürliche Weise, wenn unser Geist ausgeglichen ist, aber auch als Ergebnis von Pranayama-Übungen.

Reinkarnation – Die Lehre von der Wiedergeburt in einem physischen Körper nach dem Aufenthalt in der *Astralebene*. Der Glaube an die Reinkarnation besagt, dass eine Seele von den physischen Bereichen angezogen wird, weil ihre Bewusstseinszustände der materiellen Ebene entsprechen, oder weil bewusste oder unbewusste geistige oder emotionale Verhaftungen an diese Ebene bestehen. Seelen können auch von der *Kausalebene* zur *Astralebene* inkarnieren (siehe auch *Astralebene* und *Kausalebene*).

Sadhana – Wortstamm *sadh* – direkt auf das Ziel zugehen. Konzentrierte spirituelle Selbsterziehung und spirituelle Praxis.

Samadhi – Wortstamm *sam* – zusammenfügen. Samadhi (Eins-Sein) wird dann erfahren, wenn unser Bewusstsein nicht mehr von geistigen Aktivitäten und Vorgängen beeinflusst oder gestört wird. Samadhi ist der Zustand des vollkommen geklärten Bewusstseins. Die Vorstufen des Samadhi können noch mit Gedanken, Erinnerungen, Emotionen oder Phantasien vermischt sein. Höher entwickelte Samadhi-Zustände entfalten sich, wenn die geistigen Einflüsse weniger störend sind oder zur Ruhe gekommen sind. Ein Samadhi, bei dem das Bewusstsein mit einem Objekt meditativer Kontemplation (wie Licht, OM oder einem anderen Objekt der Aufmerksamkeit) identifiziert ist, ist von diesen Bedingungen abhängig und deshalb nur vorübergehend. Erst transzendentes Überbewusstsein löst das Bewusstsein von den Objekten der Kontemplation.

Samskara – Geistiger Eindruck, Erinnerung. Samskaras sind die Eindrücke, die in unserem Geist als Erinnerung gespeichert werden. Sie entstehen durch die Wahrnehmung von äußeren Umständen, aber auch durch innere Vorgänge wie Gedanken, Gefühle oder Einsichten.

Wenn uns diese gespeicherten Erinnerungen beeinflussen, rufen sie Bewegung und Veränderung in unserem Geist hervor und können so unseren geistigen und emotionalen Frieden stören. Samskaras können das Potenzial sowohl für Schmerzen als auch für angenehme Gefühle in sich tragen, oder sie können neutral oder aufbauend sein. Wenn die geistigen Eindrücke durch überbewusste Einflüsse entstanden sind, haben sie eine vollkommen aufbauende, förderliche Wirkung. Spirituelle Übungen und das Erleben des Überbewusstseins wirkt den Samskaras entgegen, schwächt und löst sie auf (siehe auch *Karma*).

Samyama – Ein Stadium vollkommener meditativer Kontemplation, das erreicht ist, wenn Konzentration, Meditation und Identifikation mit dem Objekt der Kontemplation gleichzeitig stattfinden.

Sanatana Dharma – *Sanatana* – ewig; *Dharma* – das, was unterstützt und aufrecht erhält. Ein philosophisches System, das den „ewigen Weg der Rechtschaffenheit" beschreibt. Es ist der zeitlose und universale Weg der Harmonie mit den Gesetzmäßigkeiten der Schöpfung und den evolutionären Kräften, die die Ordnung aufrechterhalten, zum Wohlergehen aller Wesen beitragen, die Erfüllung von Absichten ermöglichen und ein schnelles spirituelles Wachstum ermöglichen.

Sanskrit – Die kultivierte, perfektionierte und gebildete Sprache, aus der annähernd einhundert Indo-Germanische Sprachen (z. B. Deutsch und Englisch) abstammen. Sanskrit war während des Vedischen Zeitalters in Indien vorherrschend und wird noch heute von einigen Gelehrten und Wahrheitssuchern verwendet. Das Sanskrit-Alphabet an sich wird bereits als Mantra angesehen, als eine Klangfolge voller spiritueller Bedeutung und Kraft, welche die Ur-Frequenzen der Schöpfung in sich trägt. Jeder Klang (*Shabda*) hat eine Kraft (*Shakti*), die den Sinn überträgt, der untrennbar mit dem Klang verbunden ist. Das Klangelement hinter dem hörbaren Klang ist der zugrunde liegende Klang (*Spotha*). Wenn man über das subtile Klang-Element oder über die „Ur-Frequenz" kontempliert, wird seine wahre Essenz enthüllt. Von Sanskrit-Mantren sagt man, dass sie einzigartig sind, um spirituelles Erwachen zu fördern. Ihr Potenzial leitet sich von OM ab, dem uranfänglichen Tonstrom, der aus der Gottheit fließt und im ganzen Universum wirksam ist (siehe auch *Om* und *Mantra*).

Sat – Sein, Wirklichkeit, Wahrheit, Reinheit, Glanz. REINES BEWUSSTSEIN wird oft mit seinen Eigenschaften *Sat-Chit-Ananda* bezeichnet: Sein – Bewusstsein – Glückseligkeit.

Seele – Ein individueller Strahl des EINEN BEWUSSTSEINS, der vom uranfänglichen Stoff der Schöpfung ausgeht und dann fälschlicherweise meint, von Gott getrennt zu sein. Dieses trügerische Bewusstsein der Seele muss geklärt und überwunden werden, damit der ursprüngliche Zustand der Einheit und Vollkommenheit wieder hergestellt werden kann.

SELBST – Die wahre Essenz des Seins der Seele (siehe auch *Atman* und *Seele*).

SELBST-Verwirklichung – Die bewusste Erkenntnis und Erfahrung unseres wahren Wesens. Das SELBST jeder Person und Kreatur ist REINES BEWUSSTSEIN. Wenn sich das SELBST mit geistigen Vorgängen, dem Körper, den Sinnesorganen und den Sinneswahrnehmungen identifiziert, verwickelt es sich im Äußeren und vergisst darüber teilweise sein wahres Wesen. SELBST-Erinnerung, ein geordnetes Leben, spirituelle Übungen und intellektuelle, wie auch intuitive Analyse unseres wahren Wesens tragen zum Seelenerwachen und zur SELBST-Verwirklichung bei: der Wiederherstellung unseres Bewusstseins in den ursprünglichen, klaren Zustand.

Shakti – Die kreative, kosmische Kraft, die die Schöpfung belebt. Shakti ist auch eine Bezeichnung für die Energien der erwachten Kundalini, die den Körper vitalisieren und unsere psychologische Transformation und unser spirituelles Wachstum beschleunigen.

Shaktipat – Die Übertragung schöpferischer Kraft (*Shakti*) von einer Person zur anderen, normalerweise von einem Guru zu einem

Schüler. Auch ein spontanes Erwachen, das als Folge beständigen Strebens nach Erleuchtung, aufgrund von Hingabe, spiritueller Übungen und eines Aktes der Gnade auftreten kann, wird als Shaktipat bezeichnet.

Siddha – Jemand, der spirituell vollkommen ist oder spirituelle Vollkommenheit erreicht hat.

Siddhi – Siddhis sind die uns innewohnenden Mächte und Fähigkeiten, die dem spirituell Vollkommenen zur Verfügung stehen. In erster Linie sollten Siddhis zur Befreiung des Bewusstseins benutzt werden, obwohl man sie auch für Ziele jeglicher Art anwenden kann.

Spirituelles Auge – Das von der Medulla oblongata (liegt an der Schädelbasis) reflektierte Licht, das innen, an der Stelle zwischen und hinter den Augenbrauen, wahrgenommen wird. Der Meditierende lenkt, um subtile Wahrnehmungen und höhere Bewusstseinszustände zu erfahren, seine Aufmerksamkeit auf und durch das spirituelle Auge.

Sri Yukteswar – (10. Mai 1855 – 9. März 1936), Schüler von Lahiri Mahasaya und der Guru von Paramahansa Yogananda.

Swami – Mitglied eines alten Mönchsordens, der von dem Philosophen-Seher Adi, (dem ersten) Shankara im 7. Jahrhundert, neu gestaltet wurde. Ein Swami entsagt allen weltlichen Verhaftungen, arbeitet selbstlos für das höchste Wohlergehen anderer und vertieft sich in spirituelle Übungen, um zu GOTT-Verwirklichung zu erwachen.

Tantra – *Tan* – ausdehnen. Die tantrische Philosophie erklärt die Vorgänge der Erschaffung und Auflösung des Kosmos. Sie lehrt den Umgang mit universalen Kräften, wie man spirituell erwacht und die innewohnenden Fähigkeiten zum Ausdruck bringt. Bestimmte Meditationstechniken klären den Geist und fördern das Erwachen zur Erkenntnis der HÖCHSTEN WIRKLICHKEIT.

Tattva – Die wahre Essenz eines Objektes, die durch *Samyama* (meditative Kontemplation) erkannt werden kann.

Transzendentales Feld, transzendentaler Bereich – REINES BEWUSSTSEIN, das ABSOLUTE.

Turiya – Die vierte Ebene des Bewusstseins, welche die drei normalen Bewusstseinszustände, wie jene des Tiefschlafs, des Traums und des gewöhnlichen Wachzustandes, übersteigt (siehe auch *Überbewusstsein*).

Überbewusstsein – Ein geklärter Bewusstseinszustand, der höher ist als die bewussten, unbewussten und unterbewussten Zustände (siehe auch *Turiya*).

Upanischaden – *Upa* – nahe; *ni* – hinunter; *sad* – sitzen. Eine Sammlung von Texten, die als heilig angesehen werden und ihren Ursprung in der mündlichen Überlieferung haben. Vor vielen hundert Jahren war es in Indien üblich, dass ein Schüler im Aschram seines Gurus lebte und dort zu seinen Füßen saß, um von ihm zu lernen. Unter den verschiedenen Upanischaden werden die weiter verbreiteten wegen ihrer allgemeinen Bekanntheit als die grundlegenden Upanischaden bezeichnet. Andere wenig bekannte Upanischaden enthalten besondere yogische Instruktionen. Eine davon, die *Shandilya Upanischade*, wurde von einem Vorfahren *Lahiri Mahasayas* verfasst.

Vasana – Unterschwellige Tendenzen und unterbewusste Gefühle, die Gedankenwellen in unserem Geist aufsteigen lassen, und so Schwankungen in unserem Bewusstsein verursachen (siehe auch *Vritti*).

Veda – Enthülltes, offenbartes Wissen. Vedische Texte sind Aufzeichnungen der Innenschau und Einsichten der Seher aus alter Zeit. In den *Upanischaden* werden die Veden ausführlich behandelt.

Vedanta – Die Zusammenfassung der vedischen Weisheiten. Die letztendliche Offenbarung besagt, dass EIN BEWUSSTSEIN die Ursache, Wirklichkeit und Kraft alles Existierenden ist.

Verwirklichen – Verwirklichen oder in die Manifestation bringen. Fähigkeiten werden als verwirklicht angesehen, wenn wir sie in unserem Leben zum Ausdruck bringen. Ziele gelten als verwirklicht, wenn sie erreicht worden sind. Absichten sind verwirklicht, wenn ihr Zweck erfüllt worden ist.

Vritti – Bewegung, Welle, Schwankung, Veränderung, Wandlung. Ein Geschehen im Geist und Bewusstsein, das durch *Vasanas* (Impulse der unterschwelligen Tendenzen der *Samskaras*) verursacht wird. Vrittis werden durch überbewusste Meditationserfahrungen zur Ruhe gebracht und dadurch, dass man Umstände nüchtern und ohne Emotionen betrachtet.

Yama – Enthaltung. Yama bedeutet, dass man zerstörerischen Impulsen widerstehen und sie in geordnete Bahnen lenken soll. Dazu pflegt und perfektioniert man ihre entgegengesetzten Eigenschaften wie Wahrhaftigkeit, Ehrlichkeit, Gewaltlosigkeit (nichts Böses wollen) und den sinnvollen Umgang mit Lebensenergien und Seelenkräften (siehe auch *Niyama*).

Yantra – Ein Yantra stellt eine symbolische, geometrische Darstellung der Tätigkeiten und Einflüsse kosmischer Kräfte dar. Diese Darstellung wird als Konzentrationshilfe für meditative Kontemplation verwendet. Sehr beliebt ist bei vielen Yogis das *Sri Yantra*, eine Darstellung von Kreisen, Dreiecken, Lotusblüten und Mantren innerhalb eines Quadrats, welches die darin enthaltenen Energien einschließt. Das Muster stellt die Wechselwirkung von *Shiva* und *Shakti* dar: HÖCHSTES BEWUSSTSEIN und seine im Kosmos wirkenden schöpferischen Kräfte und Energien.

Yoga – 1. Verbinden, vereinigen, zusammenbringen. Unser Bewusstsein identifiziert und vereinigt sich mit dem EINEN BEWUSSTSEIN durch die Anwendung bestimmter Übungen, und entfernt so die Begrenzungen aus Geist und Bewusstsein.
2. Verschiedene Übungssysteme, die zu obigem Zweck angewendet werden.
3. In den Yoga-Sutren des Patanjali wird das Wort *Yoga* im Sinne von *Samadhi* verwendet.

Je nach psychologischem Temperament und den persönlichen Fähigkeiten des Schülers werden verschiedene Wege angeboten.

Hatha-Yoga-Übende streben nach Herrschaft über Körper und Geist, indem sie Asanas (Körperstellungen), Pranayamas, Mudras und meditative Übungen anwenden.
Bhakti-Yoga ist der Weg der Hingabe, um die alles umfassende Wirklichkeit Gottes zu verstehen.
Karma-Yoga ist der Weg des geistigen und emotionalen Verzichts auf die Früchte unseres Tuns, und bedeutet nicht das Vermeiden notwendiger Handlungen.
Jnana-Yoga ist der Weg des gezielten Einsatzes der Intelligenz und des Unterscheidungsvermögens, um die Wahrheit über unser SELBST, über Gott und die Schöpfung zu erkennen.
Raja-Yoga (*raja* – königlich) ist der achtfache Weg der Vollkommenheit: 1. Fünf äußere Disziplinen, 2. Fünf innere Disziplinen, 3. Meditationshaltung, 4. Pranayama, Herrschaft über die Lebenskräfte und über geistige Vorgänge, 5. Verinnerlichung der Aufmerksamkeit, 6. Konzentration, 7. Meditation, 8. Überbewusstsein.
Die Ausdrücke *Kriya-Yoga*, *Kundalini-Yoga*, *Laya-Yoga* und andere werden manchmal gebraucht, um besondere Übungen innerhalb eines Grundsystems zu bezeichnen.

Yoga-Sutren – Eine von *Patanjali* geschriebene präzise und prägnante Abhandlung über die Yoga-Philosophie und Yoga-Praxis, in welcher Kriya-Yoga-Vorgehensweisen beschrieben werden (siehe *Teil II* dieses Buches).

Yuga – Zeit, Zeitalter, eine bestimmte Zeitspanne. Vor vielen Jahrhunderten lehrten vedische Seher-Astrologen eine Theorie der Zeitzyklen, mit der sie die Auswirkung von kosmischen Kräften auf den Menschen, und die Wirkung von evolutionären Trends auf dem Planeten Erde erklären konnten.

Ein vollständiger Zeitzyklus dauert 24 000 Jahre und besteht aus zwei Hälften (aufsteigend und absteigend). Jede dieser Hälften gliedert sich in vier Zeitspannen. Der aufsteigende Teil beginnt folgendermaßen:

Die erste Zeitspanne ist das *Kali-Yuga*, ein *1 200 Jahre* dauerndes dunkles Zeitalter, in dem es den meisten Menschen an intellektuellem Unterscheidungsvermögen mangelt und in dem die meisten Menschen spirituell unerwacht sind.

Die zweite Zeitspanne ist das *Dwapara-Yuga mit 2 400 Jahren,* in der sich intellektuelle Fähigkeiten und spirituelles Gewahrsein steigern und elektrische und magnetische Eigenschaften in der Schöpfung erneut entdeckt werden.

Die dritte Zeitspanne ist das *Treta-Yuga mit 3 600 Jahren*, in der klare intellektuelle Fähigkeiten vorherrschen und ein allgemeines Verständnis der Schöpfungskräfte besteht.

Die vierte Zeitspanne ist das *Satya-Yuga mit 4 800 Jahren* (*Satya* – Wahrheit, Wissen, Erkenntnis der Wahrheit). Es ist ein Zeitalter der Erleuchtung, während dessen viele Menschen auf dem Planeten die Wirklichkeit Gottes erkennen und verstehen.

Gegenwärtig befinden wir uns in den frühen Stadien des zweiten, aufsteigenden Zyklus von 2 400 Jahren des Dwapara-Yuga. Es hat um 1700 n. Chr. begonnen und wird bis zum Jahr 4100 dauern. Dann beginnt das 3 600 Jahre dauernde aufsteigende, mentale Zeitalter. Die Dauer der Zeitzyklen beträgt eigentlich nur 1 000, 2 000, 3 000 und 4 000 Sonnenjahre. Zusätzliche zehn Prozent am Anfang und Ende jeden Zeitalters werden als Übergangsphase hinzugezählt.

Die Berechnung der Zeitzyklen basiert auf der Theorie, dass Kräfte aus dem Zentrum unserer Galaxis das elektromagnetische Feld des Sonnensystems und die geistigen sowie intellektuellen Fähigkeiten seiner menschlichen Bewohner beeinflusst. Wenn sich unser Sonnensystem vom galaktischen Zentrum weit entfernt befindet, sind die menschlichen Wahrnehmungsfähigkeiten schwach, die intellektuellen Fähigkeiten gering, das Seelengewahrsein getrübt, und es überwiegt große Unwissenheit über das Leben, wie es wirklich ist. Wenn unsere Sonne und ihre Planeten dem galaktischen Zentrum nahe kommen, verfeinern sich die Wahrnehmungsfähigkeiten des

Menschen, seine intellektuellen Fähigkeiten steigern sich, Seelen-Erkenntnis offenbart sich leichter, und es ist nicht unüblich, dass verschiedene Stufen der Erleuchtung erfahren werden. Ungeachtet des Zeitalters, in dem man gerade lebt, ist spirituelles Wachstum und Erleuchtung des Bewusstseins jedoch zu allen Zeiten möglich, wenn ein wirklicher Drang zur SELBST-Entdeckung besteht. Es liegt an uns, aus dem allgemein üblichen Zustand der Täuschung zu erwachen und zu einem Verständnis der feinstofflichen Kräfte hinter der äußeren Schöpfungswelt zu gelangen. Dann lernen wir die philosophischen Prinzipien des Kriya-Yoga zu schätzen und werden weiter zu spirituellem Streben und rechtem Leben motiviert sein. Ein weiteres Erwachen lässt uns das Wirken des Kosmischen Geistes verstehen und hilft uns somit, zu unserem Nutzen mit den kosmischen Kräften umzugehen. Das endgültige Erwachen wird durch die spontane Offenbarung der in uns liegenden Erkenntnis eintreten.

Wegen eines Berechnungsfehlers der Yugas vor vielen Jahrhunderten (ca. 700 v. Chr.) glauben viele Leute heute immer noch, dass wir gegenwärtig in einem dunklen Zeitalter-Zyklus, der noch mehrere hunderttausend Jahre dauern soll, leben. Dieser Irrtum entstand am Ende des letzten absteigenden Dwapara-Yuga. Astrologen wollten die Öffentlichkeit nicht von den bevorstehenden zwei aufeinanderfolgenden dunklen Zeitaltern (1 200 Jahre absteigendes und 1 200 Jahre aufsteigendes dunkles Zeitalter) informieren und verkündeten, dass das Dwapara-Yuga weiter andauern würde.

Wenn wir den gegenwärtigen Stand des kollektiven Bewusstseins der Menschheit beobachten, auf die wissenschaftlichen Entdeckungen und technologischen Fortschritte der vergangenen Jahrhunderte zurückblicken, zeigt sich, dass wir uns in einer Zeitspanne rapiden intellektuellen Erwachens befinden, das charakteristisch für das aufsteigende Dwapara-Yuga ist.

Über den Autor

Roy Eugene Davis, einer der wenigen noch lebenden Schüler von Paramahansa Yogananda, wurde 1931 in der Nähe von Warren, Ohio (USA) geboren. Seine spirituelle Suche begann er schon in jungen Jahren, und so reiste er 1949, nachdem er Paramahansas Buch *„Autobiographie eines Yogi"* gelesen hatte, nach Los Angeles in Kalifornien, um seinen Guru zu treffen. Nach zwei Jahren der Jüngerschaft und des intensiven spirituellen Übens wurde Mr. Davis 1951 von Yogananda als Lehrbeauftragter für Kriya-Yoga ordiniert.

Seit diesem Zeitpunkt lehrt er den Weg des Kriya-Yoga und bietet Meditationsseminare in Nordamerika, Brasilien, Japan, Europa (Deutschland, England, Österreich, Schweiz), West-Afrika und in Indien an. Viele seiner Bücher sind auch auf deutsch und in den am meisten verbreiteten Sprachen der Welt erhältlich.

Roy Eugene Davis ist der Gründer und Direktor des *Center for Spiritual Awareness*, einem Yoga-Zentrum, in dem Seminare und Meditationskurse stattfinden und die Philosophie und Praxis des Kriya-Yoga gelehrt wird. Hier treffen sich Wahrheitssucher aus aller Welt.

Das Center for Spiritual Awareness, mit dem Hauptsitz in Lakemont, Georgia, befindet sich nordöstlich von Atlanta in den Ausläufern des Gebirgszuges der Appalachen.

Center for Spiritual Awareness
Lake Rabun Road, P. O. Box 7
Lakemont, Georgia 30552, USA

E-mail: csainc@csa-davis.org
Web-Site: www.csa-davis.org

Kriya-Yoga-Center

In Deutschland wird Roy Eugene Davis und das Center for Spiritual Awareness vertreten durch seine langjährigen Schüler und ordinierten Lehrbeauftragten für Kriya-Yoga, Harald und Marlies Reiske. Sie leiten das *Kriya-Yoga-Center* und verbreiten die Lehre des Kriya-Yoga durch Seminare, Vorträge und Übersetzungen. Sie sind auch Herausgeber des vierteljährlichen Rundbriefes „Transcendence", der kostenlos angefordert werden kann.

Kriya-Yoga-Center
Görlitzer Str. 14, D-94036 Passau
Tel. 0851-54283, Fax 0851-7561360

E-mail: reiske@kriya-yoga.de
Web-Site: www.kriya-yoga.de